抗老生活

老いは止められる

[日] 池谷敏郎 著

陈建 王研 译

南方传媒

广东科技出版社
全国优秀出版社

· 广 州 ·

广东省版权局著作权合同登记

图字：19-2024-066 号

图书在版编目（CIP）数据

抗老生活 / (日) 池谷敏郎著 ; 陈建、王研译 . —广州 :
广东科技出版社 , 2024.6

ISBN 978-7-5359-8321-3

Ⅰ.①抗… Ⅱ.①池… ②陈… ③王… Ⅲ.①抗衰老—
基本知识 Ⅳ.① R339.34

中国国家版本馆 CIP 数据核字 (2024) 第 076361 号

抗老生活
Kanglao Shenghuo

出 版 人：严奉强

责任编辑：涂子滢　杜怡枫

监　　制：黄 利　万　夏

营销支持：曹莉丽

特约编辑：路思维　张　宇

版权支持：贾　超

装帧设计：紫图图书 ZITO®

责任校对：李云柯

责任印制：彭海波

出版发行：广东科技出版社

　　　　　（广州市环市东路水荫路 11 号　邮政编码：510075）

销售热线：020-37607413

https://www.gdstp.com.cn

E-mail：gdkjbw@nfcb.com.cn

经　　销：广东新华发行集团股份有限公司

印　　刷：艺堂印刷（天津）有限公司

　　　　　（天津市宝坻区经济开发区宝富道 20 号内 3 号　邮政编码：301800）

规　　格：880mm×1 230mm　1/32　印张 5.5　字数 94 千

版　　次：2024 年 6 月第 1 版

　　　　　2024 年 6 月第 1 次印刷

定　　价：55.00 元

如发现因印装质量问题影响阅读，请与广东科技出版社印制室联系调换（电话：020-37607272）。

|前言

衷心感谢各位读者购阅本书。

本书主要面向希望永葆青春的读者。"希望常常有人夸赞我年轻、靓丽""希望外貌与内心都能保持年轻态,生活得更加精彩",如果你也怀揣以上愿望,本书将是不二之选。本书凝聚了我多年从医经历中积累的智慧,相信一定会助力各位读者实现永葆青春的梦想。

或许有人会质疑:"你是一个内科医生,并非美容和抗衰老领域的专家,有何资格向大家传授抗衰老知识?"针对质疑,我将在下文进行详细回答。

事实上,人们所说的"外表年轻"和"内在年轻"都可归结于"血管健康"。

血管越健康的人外表越年轻,反之,血管越老化的人则外表越苍老。遗憾的是,这个道理虽然并不为大众所知,但它的确作为科学事实而存在。

皮肤状态在很大程度上影响着视觉年龄，而血管则负责输送营养、水分和氧气以维持皮肤细胞的正常机能。

后文中，我将详细阐释血管健康和外貌年轻之间的关系。

要想不依赖化妆和服饰的刻意修饰，而实现身心的真正年轻态，保持血管健康尤为重要。因此，作为一名血管方面的专家，我深信我的经验会对大家保持身心年轻大有裨益。

25 年前，我在东京都秋留野市创办了池谷医院。25 年来，我为很多患者进行过血管诊疗，其中有不少患者从医院创办之初便一直在这里接受治疗，这些患者的康复很好地证实了医院的治疗成效。

经我治疗的患者，外表看起来很年轻，精力充沛、活力满满。

究竟是哪些治疗方法让患者实现了抗衰老呢？

其奥秘就在于从日常生活中着手，养成良好的生活习惯。下文我将作具体说明。

有人不免心生疑虑："光靠养成良好的生活习惯就可以实现抗衰老吗？"的确，与购买昂贵的护肤品和去高级美容院护肤相比，短时间内改变多年形成的陋习，养成并坚持新的、健康的生活习惯，对于任何人来说都绝非易事。虽然困难重重，但只要坚持下来，其成效将十分显著。

毕竟，长此以往的坚持，会让你**看起来比实际年龄年轻许多。不仅如此，还能让你：**

- 体态轻盈，远离肥胖
- 随心所欲地进行各项运动，远离疼痛、乏力、肌肉酸痛
- 减轻高血压、糖尿病、高血脂等因不良生活习惯导致的病症
- 降低卒中、心肌梗死、癌症、阿尔茨海默病的患病风险

我坚信，只要坚持此项"投资"，你将会有"巨额"收益：

拥有阳光年轻的外貌、健硕曼妙的身材，从此告别病痛与烦恼。

本书的终极目标是助力读者保持健康，青春永驻。如果能够达到这种状态，人们的心态和行为都会发生颠覆性的改变。因为如果常常听到"一点没变，你还是那么年轻！"这样的夸赞，任

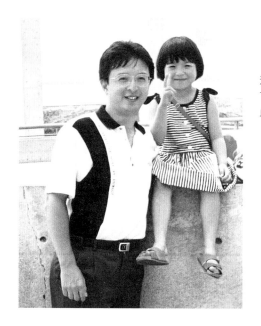

这张照片是我 36 岁那年拍下的。那时的我体重 79kg，血管年龄竟然高达 45 岁。

何人都会心情大好、精神焕发，并在此激励下不断选择有益身心的活动，长此以往，我们的内心每天都会充满阳光，积极向上地面对生活。

我 36 岁时的照片让我和我的患者都不禁一惊："这也太过夸张了，简直不敢相信！"确实，20 多年前的我，由于工作压力巨大，忽略了自我保养，体重比现在重 15kg，从外貌上看比实际年龄苍老很多。对比年轻时的照片（上图）与现在的照片（本书作者简介部分），差异一目了然。

现在的我58岁，身高173cm，体重64kg，体脂率10%，血管年龄仅有28岁。

我可以很自豪地告诉大家，现在的我无论是外貌、血管年龄还是自身心态，比起过去都要年轻很多。实际上，极少有人在初次见面时就能准确说出我的实际年龄。当我报出自己的实际年龄时，对方会大吃一惊。

再次强调，我并没有什么秘籍，只是把我自己总结的生活习惯日复一日地贯彻到底。多年来，仅靠这一招，我就成功实现了抗衰老。

30多岁时臃肿不堪的身材给我带来的无限自卑和如今修长苗条的身材给我带来的满满自信之间，形成了鲜明对比和巨大反差，这种对比和反差成为我始终坚持抗衰老生活习惯的最大动力。

众多夸赞成为我自信的源泉。同时，随着活动半径的不断扩大，演讲邀请纷纷而至，荧屏出镜愈发频繁，我的工作和生活也不再平凡无闻，我也变得善于交际，甚至会毫无顾虑地与年轻人一起聚餐、打高尔夫。

纤细、精致的身材让我收获无限自信，服饰穿搭也不再刻意追求品牌，即便是优衣库这类普通大众品牌，我穿起来也足以显得时尚、高级。

良性循环的开关一旦打开，永葆青春的动力就会喷涌而出。如今，那些抗衰老食物会让我感觉美味可口，对待运动和健康生活习惯稍有懈怠，就会让我内心充满负罪感。

50 岁以后，我深切体会到：**岁数越大，保持外貌的年轻态就越显重要，因为年轻的外表会使得人们的心态更年轻、更乐观、更积极。**看着年轻、纤细的身姿，自己每天都会心情愉悦，再也不想变回曾经那个臃肿不堪、老态龙钟的样子。如此看来，为保持年轻态所付出的一切努力都是值得的。

或许大家也注意到了——**随着年龄的增长，外貌的年轻要比天生的美丽更有价值。**

"完美冻龄，青春永驻"是最好的褒奖。

- 身材曼妙，高龄老人也能轻松驾驭泳装
- 步履轻盈，大方自信地参加各种活动聚会
- 冻龄人生，报出实际年龄当即惊艳全场

40 岁、50 岁、60 岁，越是随着年龄增长，就越少有人能做到上述三点。但那些努力让自己保持年轻态的人，无论何时何地

都能在人群中光彩夺目。

我衷心希望各位读者也能像我和我的众多患者那样，通过养成并坚持抗衰老的习惯来收获自信与健康。

或许有人哀叹："事已至此，为时晚矣。"其实，"亡羊补牢，为时不晚"。只要稍加努力，就能实现夙愿。

即使不能年轻 10 岁，哪怕只是看上去年轻 3~5 岁，你的形象也会发生惊人改变。

无须千辛万苦，也无须昂贵化妆品，更无须美颜和整容。只要每天坚持贯彻我亲授的一系列健康生活习惯，你就可以实现青春永驻。循序渐进，坚持不懈，抗衰老的梦想将不再遥远。

让我们行动起来吧，从今天开始，从此刻做起。

目录

第2章　抗老饮食

第3章　抗老运动

第4章　抗老生活习惯

外表显衰老的人
和外表显年轻的人
有何不同？

看起来衰老的人与看起来年轻的人之间的区别就是

生活习惯不同，即每天的饮食和行为，以及心态不同。

具体有什么不同呢？

首先，回顾自己的日常生活，试着检查一下，

哪些生活习惯使人衰老？

哪些生活习惯使人年轻？

不同的行为方式对是否显年轻有什么影响？

关于这个问题的答案，

将在下文中一一解开。

使人衰老的生活习惯

饮食……

① 只要感觉到饿，马上寻找食物充饥。

② 喝咖啡、红茶必加糖，含糖冷饮不离口。

③ 为了唤醒沉睡的大脑，把甜点和面包当早餐。

④ 为了一点不剩，吃光所有饭菜。

⑤ 平日几乎不吃鱼。

⑥ 平日几乎不碰豆类及豆制品。

行为······

⑦ 基本选择宽松的暗色系衣服，不让腹部
　 赘肉显露出来。

⑧ 在通勤的地铁或公共汽车上，只要有座
　 位就坐，再短的路程也不选择走路。

⑨ 每天睡眠时间不足 5 个小时，常常无精
　 打采。

心态······

⑩ 生活压力再大，也默不作声强忍度日。

⑪ 尽量避免与不熟悉的人和年轻人相处。

⑫ 不愿意使用手机、平板电脑，以及新兴
　 的 App。

使人年轻的生活习惯

饮食······

① 肚子饿了以后不着急吃饭，而是先喝水，做简单的运动。

② 饮用无糖的咖啡、红茶，经常喝绿茶。如果是瓶装饮料则选择茶饮料，如果不是瓶装饮料就选择无糖的水和茶。

③ 早餐喝含有新鲜蔬菜水果的果蔬汁。

④ 吃饱了以后，即使有剩菜也不强迫自己必须吃光。

⑤ 一天至少吃一次鱼。

⑥ 常吃大豆，以及豆腐等豆制品。

⑦ 养成饭后散步或原地踏步的运动习惯。

行为……

⑧ 衣服颜色鲜艳，合身得体。

⑨ 在通勤的地铁和公共汽车上尽量站着，有意识地步行一段路程。

⑩ 每天至少保证 7 个小时的睡眠时间，如果是 8 个小时就更好了。

心态……

⑪ 感到压力大时，用运动或唱歌等方法来发泄情绪。

⑫ 积极与不熟悉的人和年轻人交流。

⑬ 积极使用手机和平板电脑，敢于尝试新兴的 App。

大家是什么情况呢？

生活习惯的不同——行为选择和思考方式的差异，可以让同龄人看起来相差 10 岁，甚至 20 岁。

为什么这些生活习惯的不同会导致衰老速度的不同呢？

下面我们进行详细分析。

第 1 章

为何不良生活习惯会加速人的衰老？

衰老是不可逆的自然现象，

而某些不良的生活习惯会推波助澜、加速衰老的进程，

让外貌看上去比实际年龄苍老许多。

不当的日常饮食及行为方式极有可能造成血管受损，

加速人体衰老。

本章中，我将详细分析导致衰老的各类原因。

致人衰老的原因①
血管的氧化和糖化

血管老化使人满脸沧桑

偶尔照镜子，发现镜中的自己皱纹满面、皮肤松弛、老态龙钟，面对这种场景，人们不禁会感伤岁月无情。**面容能体现外貌年龄，决定一个人给他人的第一印象。**

容貌的衰老始于体内血管的老化，这一事实在我院临床病例中充分显现。我院入院患者中，血管老化程度越严重的患者，其面容出现斑点、皱纹、皮肤松弛的现象则越严重，外貌年龄也远超实际年龄。为了让大家更好地了解这一事实，下面我将展示一组数据。

爱媛大学医学部附属医院的科研团队开展了一项调查研究，他们让 273 人接受皮肤抗衰老检测和颈动脉壁厚度检测，通过数据比对，分析他们的血管年龄与实际年龄的关系。研究结果显示，**血管越健康的人外表看起来越年轻；相反，血管老化越严重的人外表看起来越苍老**（图 1）。

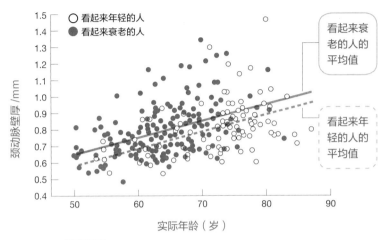

图中标注：
- 看起来衰老的人的平均值
- 看起来年轻的人的平均值
- ○ 看起来年轻的人
- ● 看起来衰老的人

纵轴：颈动脉壁厚/mm
横轴：实际年龄（岁）

图1 血管老化越严重的人外表看起来越衰老

注：以在爱媛大学医学部附属医院接受皮肤抗衰老检测的273人（女性187人，男性86人）为对象，对其血管年龄（颈动脉壁厚度）和实际年龄进行调查，结果如图1所示。越是"看起来衰老"的人，颈动脉壁越厚；越是"看起来年轻"的人，血管年龄越年轻。

资料来源：木户美和子，小原胜彦，宫胁沙织，等．面部特征的感知年龄是日本受试者年龄相关性颈动脉粥样硬化的重要诊断标准：J-SHIPP 研究 [J]．老年病学和老年病学国际，2012,12(4):733-740.

血管源源不断地向皮肤输送"美容液"

血管和外貌之间究竟存在哪些必然联系？

正如前文所述，**血管在向全身皮肤输送所需营养、氧气、水分的同时，还要回收其间产生的废物。**

血管有动脉血管、静脉血管和毛细血管 3 种，其中毛细血管的数量占血管总量的 99%。动脉血管和静脉血管则通过毛细血管连通。毛细血管从动脉血管获取营养、氧气和水分，同时将细胞的代谢废物及二氧化碳通过静脉血管运出。据说一个人的血管长度总和可以绕地球两周半。

人体的皮肤组织中布满了毛细血管，它们不仅可以帮助皮肤发挥其功能与作用，还可以促进其再生。血管年龄越年轻，其弹性就越好，血流就越发通畅，越能充分流向每一寸皮肤，长此以往，皮肤也会越发年轻。也就是说，**毛细血管有极其重要的作用，它是身体内部养分的搬运工，正是因为它的辛勤劳作，每一寸皮肤才能保持年轻态。**

然而，随着年龄的增长，毛细血管的内壁会逐渐变硬，继而引发动脉硬化。硬化的血管会失去弹性，扩张度明显变差，长此以往，血流自然不通，无法有效地向皮肤输送更多的营养。渐渐地，皮肤就会像脱水的花草一般枯萎，肉眼可见地衰老。

此外，毛细血管的数量会随着年龄的增长而减少。**20 岁时人体毛细血管的数量达到峰值，40 岁后开始减少，60 岁后，毛细血管的数量约比 20 岁时减少 40%。**

简单来说，60 岁之后血管向皮肤输送的营养将比 20 岁时减少一半左右。

随着年龄增长，由于毛细血管失去弹性，不断硬化，数量也急剧减少，因此人的外貌会迅速衰老。这让很多人不禁失落，哀叹青春苦短。大家不必担忧，我可以很自信地向大家承诺：莫叹青春去，我来帮你留！

即便你上了岁数，我也有办法让你的血管弹性变强、数量变多。具体方法后文会详细介绍。

越爱吃甜品、面包、米饭的人看起来越衰老

若要血管"返老还童"，就必须改掉损害血管的陋习。只有做好养护，血管的数量和弹性才能明显增多和改善。首先，要让大家了解损害血管的两大"元凶"：第一是"糖化"，第二是"氧化"。下文将对这两大"元凶"进行具体分析。

想必大家还记得序章中提到的两种使人衰老的生活习惯：

● 喝咖啡、红茶必加糖，含糖冷饮不离口

● 为了唤醒沉睡的大脑，把甜点和面包当早餐

为何这些习惯会致人衰老？道理很简单，甜食会使血糖值急

剧上升，进而使血管被氧化。方糖、饮料、甜点、面包都是"含糖大户"。

血糖值是反映血液中葡萄糖含量的重要指标。从饮食中摄取的糖分经过消化会分解成葡萄糖。葡萄糖被输送到血管内，血糖值就会上升。之后，胰腺会通过分泌胰岛素降低血糖值。如果人体在短时间内摄取大量糖分，血糖值则会急速飙升。此时，胰岛素的分泌量也会大幅增加，血糖值又会骤然下降。

血糖值在短时间内发生的骤然变化在医学上被称为血糖波动。频繁的血糖波动会使血管内的细胞产生大量活性氧。目前的研究证明，活性氧不仅会加剧细胞氧化，还会导致血管受损，进而影响其功能。

人体血管具有自我修复的功能，即便受损，也可以通过自我修复恢复健康。然而，周而复始的修复过程会使血管内壁逐渐增厚，继而引发动脉硬化。

致人衰老的最强物质——AGEs（晚期糖基化终末产物）会损伤肌肤

血糖值久居不下的状态被称为"高血糖"。如果我们长期处于这一状态，就会使体内的血管严重老化。

蛋白质是组成血管的主要成分。如果我们持续处于高血糖状态，血管中葡萄糖大量累积，就会和血管壁上的蛋白质结合，在体温提供的热量下发生"糖化反应"。**如果血管壁上发生了糖化反应，就会导致氧化应激，从而抑制血管功能，导致组织变性，加快动脉硬化的进程。**

因发生糖化反应而变性的蛋白质被称为 AGEs（晚期糖基化终末产物）。

AGEs 会在血管乃至人体各处生成并堆积，并引起氧化应激，导致人体迅速衰老。不仅如此，AGEs 也会侵入血管壁，引发炎症，加速动脉硬化。

AGEs 一旦在皮肤内形成，就会使皮肤内的胶原蛋白变性，从而使皮肤失去弹性，逐渐出现皱纹、皮肤松弛等一系列令人心惊的变化。在血管动脉硬化的协同作用下，显著加速人体衰老的就是氧化反应和糖化反应，因此希望大家牢记"越爱甜食，越显衰老"。

此外，随着 AGEs 在体内不断堆积，必定会增大诱发糖尿病的概率，患癌症和阿尔茨海默病的风险也会增加。抗癌与阿尔茨海默病的相关内容，后文会详细谈到。

为了避免出现血糖波动和高血糖，在日常饮食中，我们须严格把控碳水化合物的摄入。本书将在第 2 章详细介绍饮食方面的控糖秘诀。

那么，吃什么、怎么吃才能有效控制血糖值？又是什么因素导致血糖值急剧变化呢？如果我们能够追本溯源，那么"抗衰老"也就不会成为空谈。

偏爱红肉会导致血管老化

- 平日几乎不吃鱼
- 平日几乎不碰豆类及豆制品

本书序章"使人衰老的生活习惯"所提到的两个习惯，是我在问诊动脉硬化患者的饮食习惯时，一定会提及的内容。最近，在日本人的餐桌上，鱼类与大豆制品的出镜率越来越低，但餐餐有红肉的情况却屡见不鲜。

像这样因偏爱红肉而引发动脉硬化的人不在少数。**导致血管老化的罪魁祸首正是红肉中所含的脂质。**

脂肪酸分为两类，一类是牛肉、猪肉、鸡肉等肉类中富含的饱和脂肪酸，另一类则是鱼肉、贝肉中富含的不饱和脂肪酸。这两类脂质具有不同特质：饱和脂肪酸会在常温下凝固，而不饱和脂肪酸则不会在常温下凝固。

饱和脂肪酸是人体主要能量源之一，是一种重要脂质，然而摄入过多不仅会导致肥胖，还会生成对人体有害的低密度脂蛋白胆固醇，这是导致动脉硬化的元凶之一。与此相反，摄入不饱和脂肪酸可以降低有害的低密度脂蛋白胆固醇和甘油三酯。不过，不饱和脂肪酸有很多种，因此需要甄别不同种类不饱和脂肪酸的特点。

不饱和脂肪酸可以分为单不饱和脂肪酸与多不饱和脂肪酸。橄榄油中富含单不饱和脂肪酸，摄入单不饱和脂肪酸不仅不会影响有益的高密度脂蛋白胆固醇的数量，还会减少体内有害的低密度脂蛋白胆固醇的数量，起到预防动脉硬化的作用。

此外，多不饱和脂肪酸可分为 Omega-6 脂肪酸和 Omega-3 脂肪酸，其中，Omega-6 脂肪酸主要存在于植物油中，Omega-3 脂肪酸主要存在于鱼油、芝麻油、亚麻油、调和油中。

虽然 Omega-6 脂肪酸对身体健康很重要，但过量摄入也会损伤身体。Omega-6 脂肪酸的功能与单不饱和脂肪酸相同，可减少体内有害胆固醇的数量，但同时也使有益胆固醇的数量下降，因此其在预防动脉硬化这一方面毫无用武之地。

另外，Omega-6 脂肪酸中的亚油酸会转化为花生四烯酸，引起体内炎症，导致衰老。

血液中多余的甘油三酯也是导致动脉硬化的元凶之一，而 EPA 和 DHA 等 Omega-3 脂肪酸不仅会使血液中偏高的甘油三酯减少，还会与花生四烯酸发生拮抗作用，起到抗炎、消炎的作用。

红肉中富含花生四烯酸，而鱼肉、贝肉中富含 EPA 和 DHA 等 Omega-3 脂肪酸。也就是说，如果我们继续保持偏爱红肉而几乎不摄取鱼肉、贝肉的饮食方式，那么引发动脉硬化的风险会越来越高，同时还会引发身体内的炎症，加速动脉硬化和人体衰老的进程。

有研究结果显示，偏爱红肉的饮食习惯会增加患癌风险。2015 年国际癌症研究机构曾发表如下内容："每日食用超过 80g 红肉（即牛肉、猪肉、羊肉等烹饪前呈现红色的肉，也就是所有哺乳动物的肉）会增加罹患结肠癌的风险"。分析表明，食用超出肠道消化吸收能力范围的红肉会使肠道环境恶化。

话虽如此，我也并非劝诫大家对红肉半点不沾，毕竟在长寿

使血管老化的油和使血管恢复活力的油

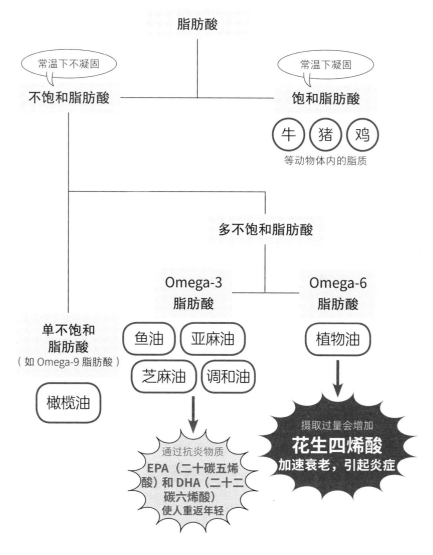

脂肪酸

常温下不凝固 → 不饱和脂肪酸

常温下凝固 → 饱和脂肪酸

牛　猪　鸡

等动物体内的脂质

多不饱和脂肪酸

Omega-3
脂肪酸

Omega-6
脂肪酸

单不饱和
脂肪酸
（如 Omega-9 脂肪酸）

鱼油　亚麻油

芝麻油　调和油

植物油

橄榄油

通过抗炎物质
EPA（二十碳五烯酸）和 DHA（二十二碳六烯酸）使人重返年轻

摄取过量会增加
**花生四烯酸
加速衰老，引起炎症**

人群中还是有很多喜欢吃红肉的人。

重点是我希望大家务必了解"均衡摄入脂质"的重要性。摄取蛋白质时，平衡肉类、水产品以及豆类食材的比例有益于避免脂质摄入的不均衡。

现在的日本人严重缺乏鱼肉内富含的 Omega-3 脂肪酸，因此我希望人们每天至少有一餐吃鱼，以抑制体内炎症的发生，保证血管活力。由于脂质摄入不均衡而引发的炎症不仅会导致血管老化，还会诱发癌症等重疾，以及牙周炎、关节炎等慢性炎症病变。

接下来通过一些典型病例，向大家介绍一下偏食是如何引发炎症，进而诱发血管老化的。

(病例 1) 血管内发生重度炎症的 27 岁女性

首先，请看一张照片，这是一位来我院就诊的 27 岁女性患者病患处的照片。从照片里可以看出，患者的腿部血管发生重度炎症，并伴有浮肿。

她患有结节性动脉周围炎，这是患者体内免疫系统失控，白细胞"攻击"人体血管所导致的。自发病以来的 7 年间，她已经跑遍各大医院，使用类固醇类药物进行治疗，可症状丝毫不见好转。四处求医无果后，她得知我院有一位血管内科专家，便来此求医。

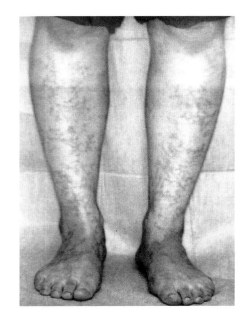

其实，我并非皮肤病及由免疫失控引起的胶原病方面的专家，因此不能给出超出此前治疗水平的方案。不过，在我看来该患者的饮食习惯极有可能是其致病原因，于是便以此为切入点对她进行详细问诊。

如我所料，这位患者自幼就不喜欢吃鱼和蔬菜，也几乎不吃这些食物，最终养成了以肉食和甜食为主的饮食习惯。如前文所述，**花生四烯酸会引发炎症。肉食与甜食中富含的大量动物油和植物油是患者体内花生四烯酸的来源。可以说，该患者以油为主的不均衡饮食习惯就是她患有炎症的原因。**

我向该患者详细介绍了油脂摄入与炎症的关系，在此基础上对她今后的饮食方式提出如下建议：

① 摄入鱼肉或者服用富含 EPA 和 DHA 的保健食品：食用蔬菜沙拉和蔬菜汁，并在做饭时加入一到两勺的芝麻油和亚麻油

　　→摄入抗炎物质
② 在炎症消失之前，尽可能少吃肥肉，做菜时选用不易引发炎症的特级橄榄油，远离甜点等零食

　　→减少促炎物质（花生四烯酸）的摄入

该患者的家距离医院很远，因此不能定期回院复查，再次见到她时，已是一年零两个月之后了。

初诊时，患者为了遮住腿部患处特意穿着黑色长裤。但在复诊时，她自信地穿着短裙出现在诊室。腿部患处的炎症及浮肿已完全消失，恢复如初，这着实让在场的医生们震惊不已。

她兴奋地告诉我，"你彻底改变了我的人生！"遇到我之前，她想尽一切办法进行治疗，可是收获甚微。如今，我只是帮她改

在改变饮食习惯的一年零两个
月之后，她腿部的炎症和浮肿
都已消失。她告诉我，提高摄
入油脂的品质，成功地改变了
她的人生！

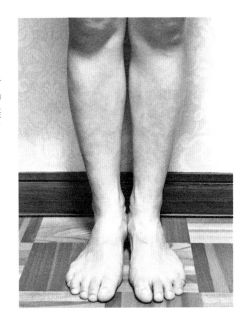

变了一下饮食习惯，就让她腿部的炎症与浮肿消失得无影无踪。

这个真实的病例表明：只需稍稍改变饮食习惯，就可以消除
体内炎症。

病例 2 通过摄入 EPA 和 DHA 使得外表年轻 20 岁的 78 岁女性

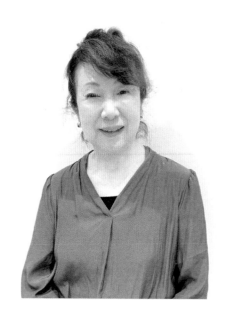

这是在我院就诊的一位 78 岁女性患者。她的外表光鲜靓丽，如果人们第一次见到她，会认为她只有 60 多岁，当她说出真实年龄时，常常会让人大吃一惊。

在我院就诊的 5 年里，她始终保持健康、年轻的状态，秘诀就是始终如一地做好血管养护。

初诊时，她的血脂数值异常，血管老化严重，还伴有动脉硬化。

因此，对该患者的主要治疗方案是控制油脂的摄入。于是我建议她改变现有饮食习惯。与此同时，患者也开始服用含有高浓度 EPA 和 DHA 的制剂。

在持续的治疗下，随着饮食习惯的改变，患者的血脂恢复正常，动脉硬化的程度也得到了有效控制。精准高效的治疗让患者的血管迅速恢复健康，血管状况也回归到年轻态，远好于同龄人。

同时，患者的外表也似乎放缓了衰老的步伐，一下子年轻了许多。

养护血管当然越早越好，但请大家务必记住，血管的护理无论何时开始都来得及。只要你有意识地开启那道保护血管的开关，就一定会见到疗效。

病例 3　再生青丝的两位患者

通过改变脂质摄入方式使头发变得乌黑亮丽——像这样的案例在我院并非个例。

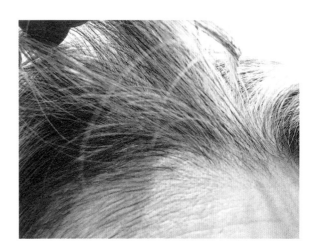

满头白发的70多岁女性重生浓密黑发。

如上面照片所示，这是一位满头白发的 70 多岁女性，在我院治疗后再生黑发。

该女性患者也是在改变饮食习惯以及服用含 EPA 和 DHA 的制剂后，奇迹般地长出乌黑亮丽的秀发。

除此之外，在我院也有一些秃顶再生黑发的男性患者的病例。下面照片所示的就是其中之一。

在初诊时，该男性患者的头顶几乎没有头发，但是按医生的建议治疗后又重生新发。

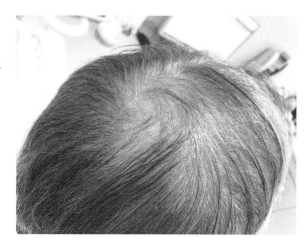

秃顶的男性再生
黑发。

　　上述两个案例中，两位患者都是通过恢复血管的弹性来改善头皮的血液循环，进而使得毛根细胞恢复活力，抑制头皮发炎，这正是治疗的关键。

　　另外，我们不仅可以从制剂中摄入 EPA 和 DHA，也可以通过服用保健品或食用鱼肉来达到类似的效果。

致人衰老的原因②
内脏脂肪和皮下脂肪的增加

"大腹便便"让外表和内里加速衰老

面部皮肤状态不佳往往会给人留下显老的印象。但相比于此，腹部的脂肪堆积（俗称"大肚腩"）会让人看起来更加衰老不堪。

我们把臃肿的身材称为"中年身材"，这证明"大腹便便"是最显衰老的标志之一。人一旦发福，衣服的尺码会随之变大，其形象也会与"时尚"二字相距甚远。我30多岁的时候比现在重15kg以上，外貌看起来比实际年龄苍老很多。

人们往往会说："人到中年会发福，这是无法改变的自然规律。"

确实，与年轻人相比，年长的人运动量下降，肌肉量减少，基础代谢整体下降，更易产生脂肪堆积。但很多人无视身体变化，仍保持和年轻时相同的膳食结构，进一步加速了脂肪堆积。

此外，不少长期居家办公的人也会出现运动量不足、体重增加的情况。

很多人认为日本的肥胖人群很少，可事实上并非如此。厚生劳动省发布的《国民健康·营养调查（2018 年）》报告显示，40~49 岁男性中肥胖者占比高达 36.4%，50~59 岁男性中肥胖者占比则高达 37.2%。

相比之下，40~49 岁女性中肥胖者占比为 17.1%，50~59 岁女性中肥胖者占比为 19.2%。

此外，20~29 岁男性中肥胖者占比为 17.8%，20~29 岁女性中肥胖者占比为 10.7%。由此可见，无论男女，相比 20~29 岁的青年人，中老年人群中肥胖者占比都会大幅增加（图 2）。

特别是中老年男性，每 3 人中就有 1 人身体肥胖，肥胖人数占比大约是中老年女性的 1.5 倍。

这些数字表明"日本肥胖人群很少"的说法确实有待商榷。

很多人认为，人到中年后身体发福属于自然规律，自身无法控制。但在我看来并非如此，我发自肺腑地认为，"人到中年仍保持身量纤纤"，那才是人生中一笔巨大的财富。

在"每 3 个人里就有 1 人肥胖"的中老年男性群体中，如果能保持紧致的身材，整个人看上去会更显年轻。

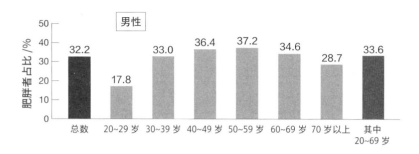

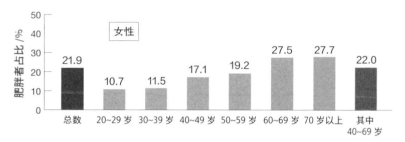

图2 中老年肥胖人数占比约是 20~29 岁肥胖人数占比的 2 倍

资料来源：厚生劳动省发布的《国民健康·营养调查（2018 年）》报告中肥胖者
（BMI ≥ 25kg/m²）占比（20 岁以上，按性别、年龄阶段划分）数据。

　　30 多岁的我比现在重 15kg 以上，那时候不管穿多么时尚的衣服都不好看，更没人夸赞我年轻，自信逐渐丧失。

　　然而，50 多岁的我体脂率降到了 10%，让我感到高兴的是，很多人夸赞我"身材精瘦，体形匀称""很显年轻"。作为一名医生，这使我给患者提出的建议和指导也更有说服力。

最近流传着这样一种说法，凡是身材发福的人肯定自我管理能力很差。尽管胖瘦纯属个人私事，但不难看出比起那些大腹便便的人，身材紧致苗条的人更容易获得人们的好评与信赖。

在我们与他人接触的瞬间，紧致苗条的身材能释放一种强力信号，让自己给对方留下年轻有活力的印象。

保持 20 岁时的饮食习惯会使人肥胖

人一旦步入中老年，就会愈发为"喝口水都会长胖""明明吃得很少，可还是一个劲地发福"而苦恼。

正如前文所讲，年龄增长会导致运动量减少和代谢减弱，如果还一直保持着年轻时的饮食习惯，体内脂肪势必会不断堆积。

具体而言，本书序章中列举的以下使人衰老的生活习惯就属这类情况：

- 只要感觉到饿，马上寻找食物充饥
- 为了一点不剩，吃光所有饭菜

这两种饮食习惯都会让你疑惑：这难道不是再正常不过的吗？

然而，饥饿意味着"脂肪正在燃烧"，此时身体自动切换到减肥模式，所以我觉得这个时候立即吃东西实在是太可惜了呀！

从食物中获取的能量不足，人就会产生饥饿感，如果此时没有进食，身体为了获取能量，就会开始燃烧体内脂肪。

但是，如果此时立即进食，身体从食物中获取了所需的能量，就会失去来之不易的燃脂机会。

而且，如果一下子吃得过饱，身体就会将超过代谢所需的能量转化成脂肪储存于体内。

由于运动有抑制食欲的效果，所以我建议大家在感到饥饿时适量饮茶饮水，再适量做些运动。

如果实在想进食的话，可以选择不易引发血糖升高的低糖食物，例如添加了大豆的酸奶和番茄汁等。

顺便补充一句，此时最好不要吃甜食。这是因为空腹时吃含糖多的食物会引起血糖值急剧上升，其中部分糖分不能被人体吸收。同时，糖会让人上瘾，单凭意志很难控制进食量，十有八九会食用过量。

此外，每餐尽量摒弃"一点不剩"的做法。肥胖的中老年人几乎都有每餐过量进食的习惯。

从小大人就教导我们"吃饭时不要剩饭"，只要剩饭我们就会心生负罪感，这种心情我十分理解。因此建议大家取餐时尽量少取，在餐馆用餐时要半份米饭，尽量不剩。

今后，请大家务必改变"全部吃光，一点不剩"的旧观念，遵守"适量饮食，多吃无益"的新原则。

20 岁时，每当饥饿难耐时，我们就找各种食物充饥，即便食用过量的食物，身体也不会堆积脂肪。但是步入中老年之后，机体代谢能力下降，如果每天还是坚持这种饮食习惯，体内会逐渐堆积脂肪，不经意间就长出了"大肚腩"。人们常说的"吃得很少，却还是长肉"的原因大概就在于此吧。

脂肪堆积使血管老化
- - - - - - - - - - - - - - - - - - - -

人到中年时如果体态臃肿，不仅外表会尽显老态，身体内的血管也会加速老化，甚至导致严重疾病。

首先，脂肪可分为以下三种，统称为"体脂肪"。

① 贮存于皮下的"皮下脂肪"

② 包裹在肠系膜（包裹、支撑小肠的膜）周围的"内脏脂肪"

③ 附着在肝脏、心脏和肌肉等器官或组织上的"异位脂肪"

由皮下脂肪过多导致的肥胖称为皮下脂肪型肥胖，由内脏脂肪过多导致的肥胖称为内脏脂肪型肥胖。其中，女性肥胖多为皮下脂肪型肥胖，男性肥胖则多为内脏脂肪型肥胖。

但随着年龄的增长，女性体内激素会发生变化，所以患内脏脂肪型肥胖的女性也会越来越多。

步入中老年后长出的"大肚腩"，其实就是这种内脏脂肪型肥胖的表现。当我们水平测量肚脐周围的尺寸时，如果符合"男性85cm以上，女性90cm以上"这一标准，就属于内脏脂肪型肥胖。

中老年以后出现体重增加的情况，绝大多数可视为内脏脂肪增加的结果。内脏脂肪的增加不仅会让我们容颜憔悴，还会引发血管急剧老化，这一点大家必须了解。

我在前文中阐述过，高血糖会对血管造成损伤，而事实上内脏脂肪的增加也会提高患高血糖的风险。

原因之一是，脂肪细胞分泌的一种能够促进血糖进入细胞组织的激素——"脂联素"的量会变少。而内脏脂肪越多，脂联素的分泌量就越少。

另一个原因是，脂肪细胞分泌的"肿瘤坏死因子"和"抵抗素"等物质的量会增加。这些物质都会影响胰岛素的功能，容易造成血糖值上升。

也就是说，**内脏脂肪增加会使脂肪细胞分泌的细胞因子失衡，从而容易导致高血糖。这种高血糖的状态若长期持续，很大概率会发展成 2 型糖尿病。即便没有被确诊为糖尿病，但如果相关指标距离确诊只有一步之遥，患上与糖尿病同等危害程度的病症风险也会大大增加。**

受血糖值反复升高的影响，血管会不断氧化，动脉硬化的风险就会大大增加。高血糖导致的胰岛素分泌过剩又会引发高血压，继而加速动脉硬化的进程。

同时，动脉硬化加剧反过来又会使血压进一步升高。如果脑部血管发生动脉硬化，就会引发"血管性认知障碍"。

有专家指出内脏脂肪增加还会增大患癌风险。

国际癌症研究机构对 4 万多人开展了一项调查，结果显示：**"内脏脂肪会成为诱发癌症的危险因素，腰围变粗，相应患癌风险增大。"**此外，美国国立卫生研究院也表示："肥胖已经超过烟草，成为第一大致癌因素。"

内脏脂肪释放出的各种慢性炎症分子被认为是导致癌症发病和恶化的元凶。

此外，超出皮下沉积范围的多余脂肪会沉积在心脏、肝脏等人体脏器及骨骼肌上，形成内脏脂肪，即所谓的"异位脂肪"。

异位脂肪在心脏上沉积会对心脏血管造成严重影响，引发心肌梗死，在肝脏上沉积则会导致脂肪肝。此外，在肝脏、骨骼肌上沉积的脂肪还会影响胰腺功能，继而加大患 2 型糖尿病的风险。

"大肚腩"不仅会让外貌看起来衰老，还会导致血管老化继而引发动脉硬化，同时增大患糖尿病、高血压、癌症和传染病重症的风险，希望大家了解其严重危害。

内脏脂肪会加重"老人味"

一个很残酷的事实是，内脏脂肪的另一个危害是加重身体的"老人味"。

"身体无异味"也是让人备感年轻的重要因素之一。"清爽感"是增加好感度的重要指标，其前提是时刻保持干净无异味。

但是很遗憾，随着年龄的增长，人体体味会越来越重，这就是我们常说的"老人味"。

实际上，囤积在我们体内的内脏脂肪是产生这种"老人味"的罪魁祸首。

"老人味"源于皮肤中脂肪分解后产生的一种名为"壬烯醛"的成分，它会和头部、腋下以及耳朵和脖子周围的汗液混合，以皮脂的形式分泌出来。

步入中老年之后，人体分泌壬烯醛的量会增加，此时内脏脂肪越多，生成的壬烯醛也就越多。

较之女性，男性皮脂分泌更加旺盛，所以一般来说男性的"老人味"会更加严重。

不管性格多么温厚、外表多么年轻，如果身体有异味，形象都会大打折扣。通常情况下，自己的嗅觉已经完全习惯了自身体味，很难意识到体味的异常。因此不经意间，这种异常的体味会给身边的人留下较差的印象。

通过减少内脏脂肪的方式，"老人味"的烦恼便可迎刃而解。

除内脏脂肪堆积外，不少人也有不经常洗澡、洗外衣、换内衣的情况，这也会加重"老人味"。

很多人担心经常洗澡会导致皮肤越来越干燥，所以不常洗澡。为了摆脱老人味，同时避免皮肤越洗越干燥，我建议大家清洁身体时尽量用沐浴露代替香皂，沐浴结束后再用身体乳进行护肤。

身体洁净也是年轻态的重要标志之一，所以我们日常必须保持清爽无异味。

致人衰老的原因③
肌肉力量下降导致体态不佳

瞬间决定外貌年龄的要素——体态

加速外表衰老的第三个原因是"体态不佳"。

百闻不如一见，首先请大家看第 38 页与第 39 页的照片。

看完这两张照片，你有何感受？一眼看上去，两张照片中的人年龄相差足有 40 岁吧。我们经常在车站、月台等地看到有不少人驼着背、低着头、弯着腿、塌着腰，和第一张照片中的人物体态很像，年龄看上去足有 80 岁。我想这些人外表看上去大概要比实际年龄显老 20 岁。某一瞬间不经意的体态就会让你的外貌年龄显老 20~40 岁。因此，体态的好坏是一个人在他人眼中形象好坏的决定性要素。日语的体态写作"态由体示"，由此可见，体态是衡量一个人心理与身体健康状况的重要指标。

只要你昂首挺胸，保持身姿端正，外貌年龄就会年轻 20 岁。如果不能保持良好的体态，个人形象就会越来越差。

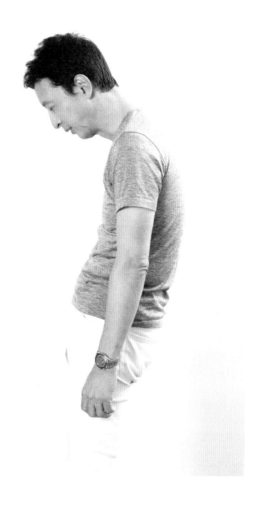

外貌年龄
80 岁的体态

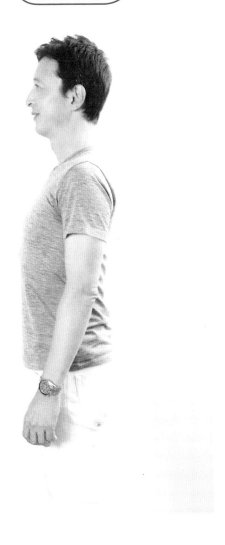

外貌年龄
40 岁的体态

目前，学界认为导致体态变差的主要原因是肌肉量的减少。

正如图 3 所示，30 岁以后，无论男女，随着年龄的增长，肌肉量会加速减少。与 20 岁时相比，60 多岁时的肌肉量会减少 30% 以上。肌肉量减少会使机体运动功能变差，也会使体态变得愈发难以保持。

人们常说的"身体极易疲劳""近来常摔跟头""膝盖和腰疼痛频繁"等问题出现的主要原因是肌肉量减少导致体能和运动功能下降。

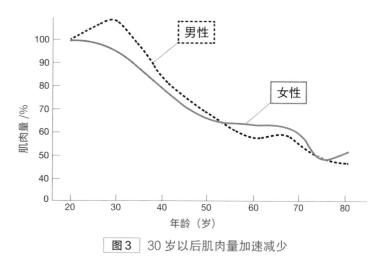

图3 30 岁以后肌肉量加速减少

资料来源：筑波大学久野研究室调查（2012 年）。

肌肉量的减少会使人愈发不愿运动，脚步也会变得轻飘无力。

在通勤的地铁或公共汽车上，只要有座位就坐，再短的路程也不选择走路。

正如本书序章"使人衰老的生活习惯"所提到的一种行为习惯，概括而言就是"一分钟都不想多站，一步都不愿多走"。

具体来说就是：

- 上了地铁，有座便坐
- 上楼找电梯，不愿意爬楼
- 路程不足一千米，也要打车或坐车去

这些行为的出现，说明人体肌肉很有可能正在衰老，请务必重视。几年后，肌肉衰老会更加严重，同时新陈代谢会减慢，身材会肥胖臃肿，体态也会变糟，外貌也会衰老严重……最终深陷恶性循环。

体态变差后，内脏就会向外凸出，腹部也会向外隆起，形象自然也会变糟。

另外，颈部和肩部的僵硬会引发头痛；胃部受到挤压，会使胃酸反流至食管，引起胸部烧灼感。

要想保持体态端正，年龄再大也要保证有一定的肌肉量。当然，我并不是要求大家每天泡在健身房里锻炼肌肉。

即便不去健身房，只需在日常生活中时刻保持体态端正，后背、腹部、腰部及下肢的各处肌肉也可以得到足够的锻炼。

用力拉伸背部肌肉，保持腹部收紧，瞬间就能让人的形象年轻 20 岁。

此时内脏会回到原本的位置，隆起的腹部也会回缩变平。久而久之，肌肉力量增强，体力愈发充沛，机体易疲劳的现象也会得到改善。

与此同时，人会愈发勤快、好动，体态自然纤细、苗条，整个人也会开启身体健康的良性循环。

致人衰老的原因④
大脑和神经的老化

高血糖加速大脑老化

很多人都认为自己最不想患的病就是阿尔茨海默病。相较外貌衰老，阻止大脑衰老才是当务之急。

稳定血糖值对于避免患阿尔茨海默病及保持大脑健康具有极其重要的意义。血糖大幅波动会扰乱大脑运转，很有可能对大脑造成不可逆的损伤。

令我感到意外的是，很多人不了解高血糖和阿尔茨海默病之间的关系。实际上，有数据表明，糖尿病前期和糖尿病患者相较血糖正常的人群，患阿尔茨海默病的风险要高出 2~5 倍。

其原因就是动脉硬化，正如前文所讲，高血糖是动脉硬化的诱因之一。

想必大家都有所了解，脑内一旦出现动脉硬化，给脑神经细胞提供营养的血流就会被堵塞，大脑功能就会受到影响。此外，脑内动脉硬化还会导致血管淤堵、破裂，引发脑出血或脑梗死。继续放任动脉硬化发展，很大可能会患上阿尔茨海默病或偏瘫。

此外，高血糖还会导致胰岛素分泌过剩。阿尔茨海默病的致病元凶是一种沉积在脑部，被称为"大脑垃圾"的蛋白质，即 β- 淀粉样蛋白。

然而，分解 β- 淀粉样蛋白的酶也会分解胰岛素。如果人体经常处于高血糖状态下，胰岛素的分泌量会大大增加。分解这些胰岛素相应地会消耗大量的分解酶，因此用于分解 β- 淀粉样蛋白的酶就会减少。直接结果就是脑内的 β- 淀粉样蛋白不断累积，大脑内"垃圾遍地"，最终严重影响大脑功能。

另外，也有人指出，高血糖导致的氧化应激还会导致脑细胞受损。总而言之，高血糖会从各个方面给大脑带来伤害。

"甜食可以补脑"，到底是真是假？

很多人以"甜食能让大脑更好地工作"为由进食甜食，但事实却是，过量摄入糖分会导致大脑受损。而且，即使不摄入糖分，身体的脂肪也会分解从而产生酮体，为工作状态下的大脑赋能。因此，完全没必要过量摄入糖分。

酮体被称为"大脑的第二能量来源"，有意识控糖的人群中，有不少人表示相较以糖分为能量来源，将酮体作为能量来源时，头脑会更加清晰，想象力和记忆力也会提升。

而且，酮体并不单单是一种能量来源，据了解，酮体也担负着保护内脏器官的职责。滋贺医科大学的研究团队在 2020 年 7 月首次向世界公布了一项全新研究成果，成果显示酮体可以有效抑制因糖尿病引发的肾功能障碍（糖尿病肾病）。

也就是说，合理控糖并利用酮体，可能对身体和脏器都大有裨益。

另外，因过量摄取糖分引起的血糖峰值过高可能会导致大脑功能异常。

很多人都有过这样的经历，午饭吃了盖浇饭、意大利面等含糖量过高的食物后，一下午都昏昏沉沉，大脑不能正常工作。

摄入大量糖分会导致胰岛素分泌量增多，引起血糖大幅波动，这正是导致大脑不够活跃的原因之一。

保持大脑良好状态的关键就是要让血糖值始终保持平稳，不能出现较大波动。

睡眠不足会损害血管

● 睡眠时间不足 5 个小时，常常无精打采

在本书序章"使人衰老的生活习惯"中曾提到过上述情况。慢性失眠会加速大脑衰老，想必很多人都有过这样的经历，前一天晚上睡眠不佳，次日一整天都无精打采，大脑昏昏沉沉，无法运转。

事实上，日本人睡眠不足的问题十分严重。厚生劳动省 2018 年开展了"国民健康·营养调查"，结果显示："近一个月，不能依靠睡眠有效缓解疲劳的人占 21.7%，每天平均睡眠时间不足 6 个小时的人，在 30~50 岁男性和 40~60 岁的女性中占比都已超四成。"

可以说，10 人中就有 2 人以上得不到充足的睡眠，并处于慢性失眠状态中，白天大脑昏昏沉沉，只能硬撑着去工作。

睡眠不足会对大脑状态造成很大的负面影响，原因之一是失眠会导致血管受损。

得不到充足的睡眠，自主神经系统就会高度紧张，交感神经就会处于优势地位，致使身体始终处于紧张状态，血管收缩，血

压升高，血液更容易凝结，最终导致血管堵塞和动脉硬化。

同时，血压升高还会导致心跳加快，加重心脏负担。

有研究表明，睡眠时间不足 5 个小时的人相较睡眠时间超过 7 个小时的人，患高血压的风险会增大。

电视上常常播报过劳死的新闻，在我看来，这是由于长年累月的高负荷工作一定程度上削减了睡眠时间，长时间睡眠不足又给血管和心脏造成巨大负担，最终引发悲剧。

睡眠不足致使大脑状态不佳的另一个原因是，原本在睡眠过程中进行的脑部"大扫除"被迫叫停了。

如前文所讲，脑内有害物质 β- 淀粉样蛋白的堆积会导致阿尔茨海默病。而 β- 淀粉样蛋白往往是在睡眠期间由脑脊髓液进行冲洗清除。

总之，睡眠时间不足，会使 β- 淀粉样蛋白不能被彻底清除，在大脑中慢慢堆积，最终结果就是大脑中"垃圾遍地"，大脑功能受损，长此以往增大了继发阿尔茨海默病的风险。

睡眠不足会影响食欲

睡眠不足不仅会损害大脑功能，还会造成激素平衡失调，引发暴饮暴食。

调节食欲的激素有抑制食欲的瘦蛋白和增进食欲的饥饿激素，它们通过控制机体的饱腹中枢调节食欲。

若长时间睡眠不足，能够增进食欲的饥饿激素会分泌过剩，从而使饱腹中枢对饥饿激素的反应异常灵敏，食欲分外旺盛。 再加上由于睡眠不足而产生的焦虑，就更容易导致情绪性进食。

同时，睡眠不足也会让人感到身体倦怠，运动意愿下降，运动量减少，更易引发肥胖。

为了提神醒脑而过量摄取咖啡因的现象屡见不鲜。白天运动量本来就不足，再大量摄入食物和咖啡因，会导致夜晚的睡眠质量愈发堪忧……逐渐陷入恶性循环之中。

睡眠不足引发的大脑衰老、肥胖、失眠等诸多问题，是导致中老年人衰老的"第一杀手"。

我建议大家每天务必确保 7 个小时的睡眠时间，其余时间可自由安排。

致人衰老的原因⑤
精神衰老

始终有保持年轻的愿望

本章的前几节介绍了导致衰老的几种主要原因，实际上，"心态年轻"才是阻止衰老最有效的手段。一个人的心态是否年轻，很大程度上决定他的衰老速度。

积极向上、朝气蓬勃的心态会让人昂首挺胸，从容不迫地面对一切，会驱使人从每天的运动方式和饮食搭配着手，尝试着慢慢改变整个生活。

花一天的时间，以"哪一个更适合让自己恢复活力"为原则决定自己的所有行动。例如，爬楼梯代替坐电梯，吃鱼肉代替吃拉面，清晨不看电视消磨时光，而是整装出门晨练、健步走等。一系列行为的改变会渐渐让你的生活发生翻天覆地的变化。

这种改变一点点地积累起来，1年、5年乃至10年后会彻底改变我们的外貌和血管状态。

话虽如此，想必大家都很清楚，在短时间内彻底改变一个人的思维方式极其困难。人们多年来形成的思维方式、生活习惯，别说自身主动改变，就连自我觉察都很难做到。

为了帮助那些希望永葆青春的患者在抗衰老的道路上继续努力前行，我所做的是给予他们更多赞美，为他们打气加油。

对那些按我的医嘱积极改变膳食结构并坚持运动的患者，只要做出一点点改变，我都会极力赞美，比如：

- 皮肤状态肉眼可见地变好了
- 体形瘦了不少，形象大有改观
- 改变一小处，年轻一大步

这不是阿谀奉承，而是发自内心的赞美，对方表情会瞬间被点亮，也会欣然接受，并且今后能更加努力地将"返老还童"的生活习惯坚持下去。

无论男女，随着他们步入中年、老年，听到的赞美都越来越少，所以每当患者在诊室里听到我的赞美，总会喜笑颜开。

不少中老年人会说："自己都一把年龄了，容颜早已衰老……夸我好看我也不信。再怎么被夸，也高兴不起来。"事实并非如此。无关年龄、性别，只要身边亲近熟识的人变苗条、变年轻、变漂亮，我们自己也会感到开心。

几乎所有妙龄女性常挂嘴边的一句话是"老公从未夸过我漂亮"。大多数日本男性都很内敛，不善言辞。**但说实话，当女人变漂亮后，男人也会无比激动和欢喜。**

如果自己的妻子变得年轻、漂亮，丈夫内心一定会欢欣雀跃。

日本健康集团有限公司旗下的子品牌莱札谱（RIZAP）有一则商业广告。广告中身材并不完美的女孩被改造为"窈窕淑女"，极具视觉冲击力的表现手法博得大众眼球。脱胎换骨大变身这一戏剧化的转变着实让观众兴奋不已。人类是喜欢欣赏和感知美好事物的生物，即便是素不相识的人，只要看到他人变美，自己也会心情舒畅，更不用说自己的朋友等亲近之人，如果他们变美了，我们肯定倍感愉悦。

在这里我想再次强调，对患者的赞美之词并非阿谀奉承。

人一旦改变了不良的生活方式，就一定会变苗条、变漂亮，血管状态和血检结果也会明显改善。恢复了健康与活力，体态会更加优雅，行动会更加灵敏，面容神情会更加自信从容。如果我们能仔细发现这些细节变化，找到最佳时机进行褒奖，他们就会愈发努力让自己变得更美丽、更年轻。

作为医生，看到患者坚持不懈去实现年轻、健康的梦想，我会欣喜不已。这种欣喜让我情不自禁地对他们使劲夸赞。

我始终秉持"心态年轻，身体自然年轻"这一理念，建议大家找到一个能够经常赞美你的亲近的人，这会增加你的动力。

中老年至老年时期的抑郁状态使人衰老

随着年龄的增长，有时会出现以下消极心理：

- 容易沮丧、抑郁
- 常因为一点小事烦躁不安，甚至暴怒
- 不想去陌生的地方，也不想见陌生人
- 不想了解也不愿学习复杂烦琐的新事物、新技术
- 没有精气神，什么都不想做

实际上，在四五十岁开始的更年期或者更年期之后的老年期出现抑郁症状的人很多，这些人不仅出现精神方面的症状，往往

还伴随着肩酸、头痛、心悸、咽痛、皮肤瘙痒等机体症状。

在我的医院里，出现此类问题最常见的就是 65~75 岁的女性，此前她们一直乐观开朗地努力工作、照顾家庭，也没有更年期的不适症状，但突然之间就陷入抑郁。

就像本书序章"使人衰老的生活习惯"中提到的心态问题之一：

● 生活压力再大，也默不作声强忍度日

这类人外表看上去默默奉献、毫无怨言、埋头苦干，但长此以往的压力累积，会大大增加他们患抑郁症的风险。

这些女性患者大多平稳地度过了更年期，常想"这是自己分内之事，必须做好"，于是将所有的事务全部揽下，周围的人也毫无愧疚、心安理得地等着她们来伺候。她们中的不少人，就像一根瞬间断裂的线，突然间整个人无精打采，颓废至极。

很多患者在诊疗室里消极地对我讲："我很羡慕那些开朗健康的同龄人，现在的自己就是一个废人。"

"大家的病情都一样，候诊室里坐在你旁边的那些外表开朗的太太们，几乎都在我的诊室里诉说着与你同样的烦恼。"听到

我的话后，她们不由自主地哭了起来。

由于从青年到中老年始终努力打拼，用力过猛，所以刚刚步入老年，就会骤然感到精力消耗殆尽。

在我的医院，在鼓励患者前往精神科就诊之前，通常先用以下方式调整其心态：

要准确找到致使患者心力交瘁的原因。大家须了解，感到无比倦怠和抑郁，原因大多是承担了过量工作。

我通常会这样劝解患者："你的能力终归有限。除你之外，别人一样能把工作做好。如果你此前能承担 10 项工作，今后就把任务量减少到 6 项。"

这些工作包括董事见面会、同学聚会、公司业务、家务活等，将其尽量减少到 6 项，实在难以取舍时，也要控制在 7 项以内。

对于每一项工作，也要把强度从 10 减少到 6。打扫卫生时，将本来要打扫的 10 处地方缩减到 6 处；备餐时，可以买一两个品相不错的成品菜。

患者亲身实践后，很快就发现：减少一定工作量，根本无伤大体。理解这些道理后，他们再也不会因工作量减少而忐忑不安，病情也有所缓解。

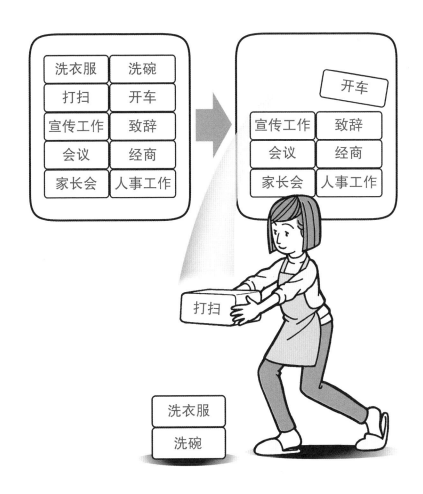

临床中，我要求焦虑症患者与失眠患者服用抗焦虑药，情绪低落的患者服用抗抑郁药。此外，据说中药对抑郁症也有很好的疗效，患者也可以尝试中药。

如果是抑郁症初期，通过行为疗法和药物疗法的联合治疗，病情极有可能好转。

总而言之，抑郁症的治疗不能单纯依赖药物，而要充分认清致病原理，在此基础上进行相应的行为调整治疗，力求从根本上解决问题。

我们要改变自己，而不是改变他人

中老年女性的抑郁症，发病原因大多与家人相关。

大多数患者的压力来自自己的配偶。我的一位女性患者，她丈夫对她的抑郁状态丝毫不理解，反而时常责备、抱怨她："再也看不到从前那个勤快能干的你了。"

遗憾的是，**无论自己多么努力，也无法改变对方。**同时，在使尽浑身解数改变他人的过程中，自己的心理压力也会进一步增大。

心中一旦有了压力，身体就会分泌压力激素。这种激素会使血压升高、血管氧化，是加速衰老的元凶之一。

因此，我建议大家先尝试改变自己。因为改变自己主要凭借自身意志，只要愿意尝试，下一秒我们就可以改变自己。

尝试让自己改变一下，做事量力而为，工作中懂得取舍，多做自己喜欢的事情，与赞美自己的人交友，这就是防止精神衰老的秘诀。

第 2 章

抗老饮食

让青春永驻的关键是调整膳食结构，

以保持血管弹性和身体没有多余的脂肪。

本章将介绍有效预防血管糖化、

氧化，以及减肥塑身的膳食结构与饮食习惯。

最利于减重的进食时间——
克服饥饿感以后

饥饿感是"脂肪正在燃烧"的信号

当我们感到饥饿时，应该明白这其实是脂肪在燃烧的信号，一定要充分把握这个减肥瘦身的时机。此时，可以喝点水、做些舒缓的运动，最好 30 分钟至 1 个小时内不要进食。

- 只要肚子饿，马上就去寻找食物充饥
- 到了饭点，即使不饿也会进食

持续上述饮食方式的人一定会发胖。特别是中老年人，内脏脂肪会更容易堆积，腹部更易隆起。

"饿了就吃"的饮食方式，无形中剥夺了身体燃烧脂肪的机会。失去这一机会，无疑是巨大损失。

饥饿感的确使人痛苦难耐！此时，我建议大家适量饮水，缓解饥饿。

如果允许，请散散步或做一些舒缓的伸展运动，这样可以消耗血液和肌肉中储存的糖分；如果糖分消耗殆尽，身体会开始消耗皮下脂肪和内脏脂肪，从而达到减肥瘦身的效果。

另外，运动可以减少饥饿激素（激发食欲的激素）的分泌量，同时还能增加酪酪肽（抑制食欲的激素）的分泌量，达到抑制食欲的效果。

在饥饿时适当做一些低强度运动，饥饿感就会消失，不妨尝试一下。

补充一点，如果没有饥饿感，却还毫无节制地吃甜点，抑或是到了饭点，即使不饿，也还是毫无节制地吃至饱腹，摄入的食物基本上都会转化为脂肪。

正确的进食时间并非基于三餐的饭点，而是基于你的饥饿程度。

节食会加速衰老！

适度地断食的确有益健康，但禁食或极端节食反而会加速衰老，所以我并不推荐此种做法。原因有两点：第一，节食会导致营养失衡；第二，节食会导致血管受损。

节食减肥会使身体极度缺乏蛋白质、维生素、矿物质等营养素，导致身体急剧消瘦，加速衰老。

极端节食的人不仅脸色、皮肤状态变差，而且皱纹频生。

节食减肥不但不能抗衰老，甚至还会导致断崖式衰老。

现在日本人的饮食特点就是蛋白质摄入不足，糖分摄取过量。

众所周知，蛋白质是人体的主要成分之一。皮肤、肌肉、内脏、骨骼肌都是由蛋白质构成的，如果不摄入蛋白质，这些组织的代谢能力就会变差，功能就会衰退。

如果希望永葆青春，蛋白质是最应该摄入的营养物质。相反，最应该减少摄入的是糖分。关于如何减糖，我将在下一节详细叙述。

此外，不吃早餐也会导致血管老化。2017年美国心脏病学会的一项研究表明，"不吃早餐会增加动脉硬化的风险，同时，不吃早餐的人更可能患高血压，超重或肥胖的风险也会增加"。动脉硬化和高血压都是血管老化的迹象与标志。

若前一晚吃得撑肠挂腹，翌日清晨没有食欲，不想吃早饭，就千万不要勉强进餐，建议只喝蔬菜汁或酸奶等低糖且富含蛋白质、维生素的流食。

我的早餐大多数时候是自制的蔬菜汁、加有黑豆或大豆的酸奶。如果清晨要打高尔夫，身体需要更多的能量，我会提前准备香蕉搭配番茄的果蔬汁，并根据当天的运动量和身体状况调整饮食。

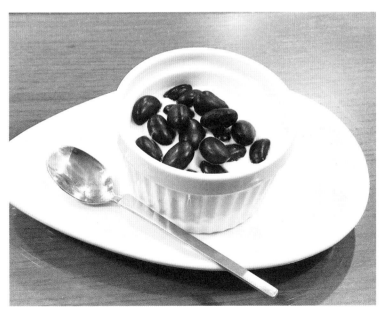

我每天会喝自制的蔬菜汁、加大豆或黑豆的酸奶来当早餐。

控糖是终生课题

从"主食减半"开始

如第 1 章所讲，糖分摄取过多不仅会使血管糖化、氧化，还会引发肥胖，对健康的危害极大。因此，抗衰老饮食的"终极要义"就是控糖。

话虽如此，一举将糖分摄入量降至"零"，其实也不太现实，控糖也未必需要如此极端。

因体质和运动量不同，每个人合理的摄糖量有很大差异。如果你此前从未有意识地进行控糖，我建议先将面包、米饭等主食的摄入量减半。

将以往每餐的米饭量由 1 碗减至半碗，主食面包也由 2 片减至 1 片，如此一来，糖分摄入量将不同于以往。

- 1 碗米饭的含糖量 =50g →半碗米饭的含糖量 =25g
- 2 片面包（6 片装）的含糖量 =52g → 1 片面包（6 片装）的含糖量 =26g

或者，你可以平衡全天的主食摄入量，比如早餐不吃主食，其他照旧。大家可以自由选择适合自己的饮食方式。

另外，最近备受关注的低糖米饭、面条、面包等食品也值得推荐。

我还建议大家用糙米饭、燕麦代替白米饭，用全麦面包代替白面包。这样一来，不仅能保持血糖平稳，还能增加膳食纤维、维生素、矿物质的摄入量，有助于抗衰老。

我做咖喱饭时会用燕麦和黄豆代替大米。咖喱通常特别下饭，因此糖分摄入量很难把控，容易导致身体摄入的糖分总量超标。然而，以我的方式做的咖喱饭，不但可以毫无顾忌地放开吃，而且色、香、味兼具。

如果你的身体肥胖、臃肿，建议今后每餐主食量务必减半。如果主食量减半后体重还未下降，那就再度减半。如果此时体重开始下降，就证明糖分摄入量恰到好处。

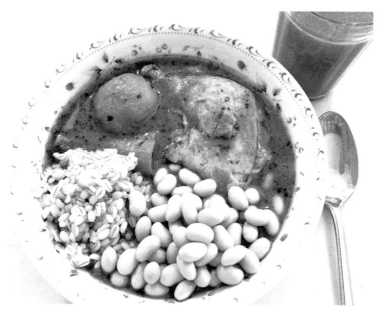

我钟爱的"咖喱汁+燕麦+大豆"式咖喱饭。由于咖喱汁没有用大量面粉，所以是名副其实的低糖食物！

再次强调，减肥必先减糖，同时蛋白质的摄入量绝对不能缺少。

"每逢夏季必长肉"的说法在很多女性之间广泛流传，究其原因还是夏天零食吃得过多。天气炎热没有食欲时，人们往往喜欢吃零食，以此来"抚慰"肚皮。因过多食用薯片、饼干等含盐量高的食物，人们的手脚、面部会出现浮肿，感觉"发福了"。

另外，夏季天气暑热，运动量减少，再加上饮水过多，人的外表会出现轻微浮肿，一天之内体重会增加 1~2kg。

由于脂肪通常不会急剧增加，因此当某天体重比前一天增加 1~2kg 时，就要考虑是水肿导致的。

腹部周围通常不会浮肿，腹部凸显的赘肉其实是多余的内脏脂肪。

谨防"隐形糖"！

经常听人抱怨，自己明明一直在控糖，体重却分毫未减。与他们详细交谈后，我才发现他们常吃低糖零食和薯类蔬菜。

低糖零食有饼干、薯条等，薯类蔬菜则有马铃薯、红薯等。这些人轻信"多吃蔬菜有益身体"的说法，每餐必吃马铃薯炖牛肉、马铃薯沙拉、炖煮芋头等含有薯类蔬菜的食物。注重健康饮食的女性尤其要小心，这些炖煮食物的含糖量十分惊人，大量食用会导致糖分摄入量超标。

通常人们认为糖分主要来自甜食和主食，只要少吃甜食和主食就可高枕无忧。事实上，很多人正是抱有这样的想法而摄入了大量的"隐形糖"。

温馨提示，市场上售卖的一些水果，由于经过品种改良，含糖量变高了。如果大量进食，同样会导致糖分摄入量超标。

下面我将介绍一些含糖量超出常规认知且须特别注意的"高隐形糖食品"（表1），建议大家千万不要过量食用。

另外，还须严格控制冷饮的饮用量。想必大家都听过"冷饮中毒"吧。这是由大量饮用含糖量过高的冷饮导致血糖飙升，使人丧失意识的病症。

虽然疯狂饮用冷饮的人不多，但在酷暑时节，很多人还是极有可能在短时间内大量饮用冷饮。

另外，因为运动饮料具有快速有效的补水功能，若一饮而尽，可能导致血糖飙升，所以应该尽量控制饮用运动饮料。我推荐大家选择无糖的水或茶来补充水分。

| 表1 | 含糖量出奇高，应尽量少吃的食物 |

食材（1人份）	含糖量
马铃薯（1个）	10.1g
红薯（一半手掌大）	30.3g
南瓜（1/8个）	25.6g
玉米（1根）	20.7g
葛切（20g）	6.5g
苹果（1个）	28.2g
梨（1个）	20.8g
温州蜜柑（1个）	11g
酱油饼干（1块）	13.2g
薯条（1袋）	30.3g

资料来源：根据《日本食品标准成分表2015年版（第七版）》计算得出。

调整进食顺序的有效控糖法

用餐时先进食大豆、蔬菜可有效防止血糖飙升

如前文所述，当血糖飙升，"血糖峰值"过高时会生成活性氧，继而引发人体氧化应激。氧化应激会对脏器造成损伤，进而加速机体老化。此外，血糖飙升还会开启"肥胖开关"，增加内脏脂肪的堆积，导致"啤酒肚"。

总之，只有保持血糖平稳，我们才能延缓衰老，防止肥胖。

最好的方法是：养成用餐先吃大豆、蔬菜的饮食习惯。

用餐时，首先吃少量的大豆或一小碟蔬菜沙拉，之后再正常用餐。养成这种习惯可以有效抑制餐后血糖的上升。

图4就明确展示了大豆和蔬菜对餐后血糖值上升的抑制效果。

这项研究由我监督，经富士通股份有限公司反复实验得出实验结果。实验结果明确表明：先吃适量大豆或蔬菜可有效抑制血糖飙升。

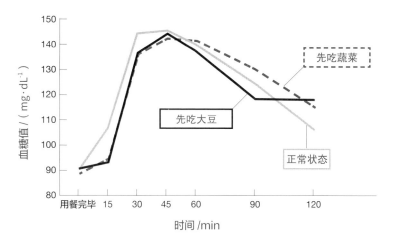

图4 先吃大豆、蔬菜可以抑制餐后的血糖上升！

注：以 30~49 岁健康男女为实验对象，分为三组：①正常状态（食用 2 个咸饭团）；②先吃蔬菜（先吃 100g 蔬菜沙拉再吃 2 个咸饭团）；③先吃大豆（先吃 26g 蒸大豆再吃 2 个咸饭团）。对比餐后血糖值的变化，如图所示，先吃大豆、蔬菜可以很好地抑制饭后血糖值的升高。（由富士通股份有限公司调查）

　　虽然大豆的食用量相比蔬菜少些（大豆需要 26g，蔬菜需要 100g），但吃大豆比吃蔬菜对餐后血糖值上升的抑制效果更好。

　　另外，我还发现先吃大豆可让饱腹感维持更久。

　　这是因为大豆富含膳食纤维和蛋白质，不仅会增强饱腹感，而且相比食用蔬菜需要更长的咀嚼时间。

用餐时先吃大豆和蔬菜，再吃红肉和鱼，最后吃米饭、面包等高糖食物，可以有效抑制血糖峰值的出现。

　　相较于煮大豆，我更推荐蒸大豆。因为煮大豆容易使大豆本身的水溶性膳食纤维流失，而蒸大豆则会保留这些膳食纤维，膳食纤维总量更多。

　　另外，蒸大豆口感、香气俱全，更美味也更受欢迎。

　　只需要在超市买一袋干大豆，放入水中浸泡一晚，之后在笊篱中控水 40~50 分钟，最后上锅蒸，美味的蒸大豆就做好了。

　　市场上有卖袋装或罐装的蒸大豆，食用起来也很方便。

　　如果在蔬菜沙拉中加入蒸大豆，两者搭配在一起，坚持用餐时先食用，肯定会得到更理想的抗衰老效果。

监测血糖值

我试过了这种方式！

A 女士的案例
女性，47 岁。体脂率 30%。一直坚持三餐中有一餐不吃主食，但每天吃甜食的习惯并没有戒掉。

使用的血糖监测仪是……
使用 "FreeStyle 血糖仪"（参见 74 页图片）。将传感器戴在上臂处，测量仪接触到传感器时，就可以显示出血糖值。

实验方法是……

常规早餐	先吃大豆的早餐
1 片吐司（8 片装）+ 蔬菜沙拉 100g+ 煮鸡蛋 1 个	2 大勺蒸大豆（26g）+ 1 片吐司（8 片装）+ 蔬菜沙拉 100g+ 煮鸡蛋 1 个

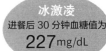

还有其他食物……吃了以后会变成这样！

冰激凌
进餐后 30 分钟血糖值为
227mg/dL

咖喱饭
进餐后 30 分钟血糖值为
129mg/dL

丝绒蛋糕
进餐后 30 分钟血糖值为
162mg/dL

"冰激凌含有大量糖分，是使血糖值飙升的典型食物。丝绒蛋糕含有糖和面粉双重糖分。咖喱饭除了米饭外，还使用了面粉、马铃薯等高糖食材，也须控制。"

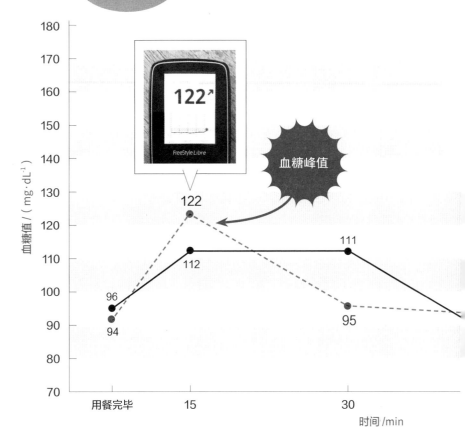

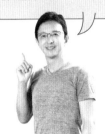

"正常情况下，A女士在进食早餐后15分钟，血糖值会达到峰值，30分钟后会在胰岛素的作用下恢复到用餐完毕时的水平。如果早餐先吃大豆，就可有效避免餐后血糖值的飙升。虽然A女士饭后的血糖值在正常范围内，但也有不少人饭后血糖会高达140mg/dL以上，所以还是建议大家务必坚持先吃大豆的习惯。"

早餐先吃大豆

常规早餐

93

99

82

84

45

60

控糖食物与控糖食谱

　　除了蒸大豆以外，其他富含膳食纤维的食材也有助于维持血糖值的稳定，尤其是菌类食材。比如灰树花这种菌类富含β-葡聚糖，能有效抑制血糖值升高，与其他食材合理搭配，效果翻倍。

　　另外，蛋白质和乳酸菌也能有效控制血糖值，将两者完美融合的酸奶就是非常好的控糖食物。

　　下面介绍几组能够有效控制血糖值的食材和食谱供大家参考。

池谷医生推荐！
独创控糖食谱

① 在蔬菜沙拉、味噌汤、其他汤羹里加入一小把蒸大豆

在蔬菜沙拉中添加蒸大豆作为点睛之笔。在味噌汤和其他汤羹里直接放入蒸大豆，味道也很好。如此既能增加饱腹感，又能提升营养价值，十分推荐。

② 在酸奶里添加蒸大豆

酸奶也能控制血糖值上升，与蒸大豆组合会相得益彰。可以作为早饭的开胃菜或者平时的小零食。

③ 煮味噌汤时加入干裙带菜

很多人吃饭时的第一口就是喝汤。平常只要在味噌汤里加入一把能够丰富膳食纤维的裙带菜，就能很好地控制血糖值。裙带菜中丰富的"褐藻糖胶"也有助于血液循环。

控制进食量，
严守"八分饱"的底线

过量饮食是腹部脂肪堆积的元凶

自古以来，民间就流传着"吃饭八分饱，医生不用找"的说法。控制日常饮食，是预防肥胖和生活习惯病最简单有效的方法。在第 1 章中，我们已经探讨了过量饮食对人体的危害，过量饮食不仅会导致体态肥胖，还会损害血管和内脏。

常听患者跟我说："年纪大了，食欲差了不少"，其实这是身体在向我们发送求救信号，希望引起重视。**那些因内脏脂肪堆积而形成"大肚腩"的人，无一例外都有暴饮暴食的习惯。**

"明明没吃多少，体重却还在增加"，这是肥胖患者常挂嘴边的一句话。然而经过深入问诊，我发现他们不仅一日三餐都吃得很饱，而且餐后甜点亦是顿顿不落。更令人费解的是，不少人根本没有察觉到自己存在过量饮食的问题。

这些患者的日常食谱中，不仅有意大利面、盖浇饭等含糖量高的餐食，还有面包、三明治、饭团等清一色以糖分为主的食物。就当今日本人的饮食习惯而言，如果不注意营养均衡，很容易造成蛋白质、维生素、矿物质摄入不足和糖分摄入过量的问题。

40 岁之后，我们应该了解餐厅的餐量通常都会"超量"。

餐厅和食堂的餐量设定，通常要以保证各个年龄段的人都能吃饱为前提，设定餐量时不会兼顾性别、年龄、体形、运动量等个体差异，而是以饭量最大的年轻男性为标准。

身材高大的 20 岁男性和身材瘦小的 60 岁女性饭量相差甚远。对于中老年人来说，在外用餐时经常有吃不完的情况。尤其是身材瘦小的中老年女性在外用餐时，基本上没有适合她们的餐量。

相较红肉、鱼、蔬菜等食材，大米、面粉、马铃薯等食材的成本要低得多，所以餐厅通常会选择这些高碳水食物增加餐量。餐厅和食堂标注的"大份"，多数情况下只增加米饭和面条的分量，快餐则会增加薯条的分量以凸显量大实惠。

"剩下的饭菜扔掉太可惜"，不少人对浪费粮食都心存负罪感，尽可能不剩饭菜，于是尽力将富含糖分的食物全部吃光，结果导致内脏脂肪不断堆积，形成恶性循环，得不偿失。

此外，在家用餐时，大家是否还按自己二三十岁时的饭量进行准备？有部分男性，学生时代一直坚持体育锻炼，所以饭量很大。如今年龄增长，仍保持过去的进食量不变，结果身材越发臃肿。如果腹部脂肪堆积严重，证明目前的饭量严重超标。日常活动量减少，进食量也应该随之减少，但许多人似乎缺乏这种意识。饭量大的人，需要格外引起重视。

为了帮助大家合理控制进食量，我建议要养成以下饮食习惯。

一、请以"女士套餐"为标准

如果你是办公室白领或者没有高强度运动习惯的中老年人，那么"女士套餐"的餐量就足够了。不难想象，餐厅里的"女士套餐"通常包含汤品、主菜、配菜，以及主食，可谓营养均衡。关键是店家为了迎合女性的口味，通常会放很多蔬菜，米饭也是小碗。

在外用餐时，如果我看到有"女士套餐"，便会询问："男士可以点吗？"如果可以，我通常会选择"女士套餐"。这样餐后既不会消化不良，也不用担心体重暴涨。适量饮食让人感觉很舒服。

同样，在家用餐时，建议各位也以同样的标准控制进食量。

二、保证蛋白质摄入量，减少糖分摄入量

首先要减少食用米饭、面包和面条等高糖食物，但必须确保红肉、鱼、大豆的摄入量。因为这些食材中富含的蛋白质、维生素和矿物质都属于抗衰老必备的营养物质。如果这些营养物质的摄入失衡，就会加速身体的衰老。

如前文所讲，用餐时要遵循"先吃大豆和蔬菜"的原则，我建议大家的用餐顺序为先吃大豆和蔬菜，再吃红肉和鱼，最后吃少量的米饭、面包等主食。

在餐馆点餐时，可以提前向店员告知自己需要的主食量，例如"只要半份米饭""不需要面包"。在家用餐亦是如此，先吃菜，再用小碗盛适量米饭。

三、记录日常饮食，实现"可视化"管理

声称自己"明明没吃多少，体重却还在增加"的人，就像经典童话"皇帝的新装"中的皇帝，明明吃得很多，自己却不知道。

我建议这些"皇帝"对三餐的食物种类、进食量等进行详细记录。一日三餐吃了什么、吃了多少，三餐以外又吃了哪些零食，统统要记录在内。这样做的目的是通过记录实现日常饮食"可视化"管理。

通过对食物种类、进食量的详细记录，可以客观地了解自己的日常饮食状况，还可以对发胖原因实现追踪调查。

不经意间喝了好几罐含糖咖啡或饮料，一天吃了几次甜点，就着下酒菜喝了几个小时的酒……通过记录，我们可以清楚发现自己多年来毫无察觉的不良饮食习惯。在这里，我强烈建议各位一定要做好日常饮食记录。

同样，明明内脏脂肪堆积很厚，却还逞强说"我并不太胖，身材说得过去"的人，因为无法对自己做出正确判断，终有一日也会重蹈"皇帝的新装"的覆辙。

其实，让这些人正确认识自己最有效的方法便是"可视化"，可以让别人帮忙拍摄他们正面、侧面、背面三个角度身材的照片，他们可以根据照片重新对自己的身材进行判断。我希望大家都能冷静客观地审视自己。

用大豆弥补蛋白质摄入量的不足

大豆是永葆青春的绝佳补品

减少糖分摄入量、增加蛋白质摄入量对抗衰老意义重大。

肉类含糖量少且富含蛋白质，大量食用肉类的老年人中不乏精力充沛者，但也有许多人觉得肉类不好消化，容易引起胃胀。这是因为进食肉类后，**连接胃和食道的括约肌会松弛，继而引发胃酸反流。**

同时，肉食在胃里排空时间较长，在此期间胃会一直分泌胃酸，从而导致消化不良。

前文讲过，肉类含有饱和脂肪酸和花生四烯酸，过量摄入会对血管造成伤害，引发体内炎症，因此不建议过量食用。

那么，我们到底该选取哪些优质蛋白质呢？在我看来大豆性价比最高，堪称首选。

大豆一直是我餐桌上的"常客"。大豆富含膳食纤维，可以抑制血糖波动，而且富含蛋白质，具有抗衰老功效，堪称理想的蛋白质来源。另外，大豆含糖少、低卡、饱腹感强，是我们减肥路上的"好战友"。

大豆的食用方法多样。第一是用途多样，可以放到各种菜里并为之增色。比如，将大豆放到米饭里一起煮，或是蒸好后放入沙拉、汤、酸奶里搭配食用。第二是食用方便，蒸煮后可作为预制食材。

此外，**大豆还有助于中老年人保持骨骼和血管的健康。**

大豆不仅富含钙，而且富含能抑制骨骼钙流失的大豆异黄酮。

事实上，如果身体缺钙，不仅会对骨骼产生影响，血管也会受到严重伤害。

当人体缺钙时，为维持体内钙质浓度，身体就会溶解骨骼钙质用以补充缺失部分。然而，**骨骼溶解产生的钙很容易附着在血管壁上，继而引发动脉硬化。**

中老年人缺钙会增加血管患病的风险，为保护骨骼和血管健康，建议大家养成日常多吃大豆的习惯。

不仅如此，大豆异黄酮具有类似雌激素的功能，如**保持肌肤润泽、光滑，降血压，降胆固醇等抗衰老效果。**

雌激素随年龄增长而减少，其抗衰老功能亦随之减弱，因此我推荐大家多吃大豆以抵抗衰老。

在抗衰老方面，大豆能发挥诸多作用，堪称永葆青春的绝佳补品。即使不吃大豆，豆腐、豆腐渣或豆浆等豆制品也是不错的选择。

此外，近年来市场上出现了以大豆为主料制成的"素牛肉饼"和"素香肠"，这种所谓的"豆制素肉"的口感宛如真肉一般，美味可口，备受青睐。建议大家每天都吃大豆或豆制品。

一天吃一次鱼

EPA 和 DHA 是血管的"返老还童药"

提到能让血管保持年轻态的食物，鱼肉是不二选择。和大豆一样，鱼肉也是我家餐桌上每日必不可少的菜肴。

鱼肉的优点在于它富含 EPA 和 DHA。

我在大学长年从事血管年轻态与 EPA 制剂相关性的研究，以服用过大量 EPA 制剂的人群为研究对象，调查他们体内血管的老化程度。依据我多年的经验来看，EPA 和 DHA 的确具有使血管重返年轻态的功效。

那么，要想保持血管的年轻态，我们每天应该吃多少鱼肉？我推荐大家每天至少吃一块鱼肉。

患有动脉硬化、过敏性皮炎、过敏性鼻炎或肤质为干性皮肤、氧化应激、炎症症状加重的人，每天可以适当多吃鱼肉，用鱼肉取代其他肉类是最理想的。

近年，过敏人群的数量不断增加。四五十年前，在我上小学、初中的年代，易过敏的青少年比现在少得多，但如今花粉症俨然成了"国民病"，患遗传性过敏性皮炎和哮喘的儿童人数也在逐年递增。

目前，过敏症且伴有发炎症状的患者与日俱增，我认为这与平时鱼肉摄入量不足、油炸食品与甜食摄入过量的饮食习惯紧密关联。

鱼肉是抑制炎症的"灭火剂"，应该频繁地出现在餐桌上。

下面推荐几款美味的"独家"鱼肉食谱。

简便的鱼肉吃法① 青花鱼罐头

有些人常以"做鱼很麻烦，厨余垃圾又腥又臭难以处理"为由，对鱼肉菜肴望而却步。我推荐你购买鱼肉罐头，不用大费周折照样可以实现"鱼肉自由"。我家就常备青花鱼罐头，用它做菜极其方便。

用鱼肉罐头做汤也很好吃。鱼肉罐头可以和番茄酱混煮，做成番茄水煮鱼，搭配红酒味道极好。根据个人口味，还可以搭配意大利面食用。如果觉得用鱼肉罐头做正餐比较麻烦，那就用鱼肉搭配即食咖喱酱一起食用，抑或是在鱼肉上放些洋葱片直接食用。

番茄青花鱼

首先将洋白菜、洋葱、西蓝花等蔬菜切成小块。然后将青花鱼罐头打开，与番茄酱一起倒入煎锅，再加入先前切好的蔬菜，加水煮煮 10 分钟后出锅。如果你觉得味道比较淡，还可以加入适量的盐和胡椒粉调味。当然，也可以用沙丁鱼罐头代替青花鱼罐头。

简便的鱼肉吃法② 制作生鱼片

我常在傍晚去超市的鲜鱼卖场。

在傍晚的打折时段，超市里的生鱼片大都以半价出售，以便宜的价格就可以买到一大盒。当晚我就会吃掉一半，剩下的一半放入冰箱留着第二天烤着吃。

生鱼片即使在第二天做熟后食用，美味也依旧不打折。

烤生鱼片

将生鱼片、葱丝和蘑菇铺在铝箔纸上，洒上橄榄油和柚子醋，在烤箱中加热约 10 分钟即可。你也可以用盐和柠檬代替柚子醋来调味。

含有 EPA 和 DHA 的保健品和处方剂

不爱吃鱼的人和过于忙碌没空吃鱼的人，可以通过服用含有 EPA 和 DHA 的营养补充剂来摄入 Omega-3 脂肪酸。购买市面上出售的营养补充剂即可。

我院曾为动脉硬化及脂质代谢紊乱的患者开过此类处方药，如高浓度的 EPA 补充剂及高浓度的 EPA 和 DHA 补充剂。

此类药物与他汀类药物同属处方药，通过联合用药方式应用于患有代谢综合征的动脉硬化高风险人群，可以降低患者体内低密度脂蛋白胆固醇值，在临床取得了不错的效果。

这两种药物对更年期后患脂质代谢紊乱的女性来说效果也很明显。

更年期女性雌激素分泌减少，患高脂血症的风险更高，因此，医院常开他汀类处方药进行治疗。然而在我看来，他汀类药物对更年期所致的高脂血症来说疗效不明显，并不能降低低密度脂蛋白胆固醇值。

于女性而言，在闭经期完全到来之前，只靠雌激素就可以保护血管健康。只是单一低密度脂蛋白胆固醇值升高，并不存在其他风险因素（如吸烟史、糖尿病、高血压等）的情况下，患动脉硬化的风险并不会增加。

因此，对于此类患者，我院会开出 EPA 补充剂及 EPA 和 DHA 补充剂两种处方药，同时会持续针对患者动脉硬化程度进行诊察，随时追踪、观察病情进展。EPA 补充剂及 EPA 和 DHA 补充剂主要成分为鱼油，因此可以放心服用。

虽然仅服用 EPA 补充剂及 EPA 和 DHA 补充剂还是很难使患者体内的低密度脂蛋白胆固醇值降低到正常水平，但可以降低甘油三酯含量，使有益胆固醇的含量上升，还可以降低极低密度脂蛋白胆固醇值。此外，其还能通过抗炎作用和抗血小板作用，有效抑制动脉硬化，以及通过扩张末梢血管的方式，促进体内血液循环。

对于动脉硬化程度发展迅速的患者，当然也需要使用他汀类药物进行联合用药治疗。

更神奇的是，使用 EPA 补充剂及 EPA 和 DHA 补充剂还可能有"意外惊喜"。不少临床病例显示，使用 EPA 补充剂及 EPA 和 DHA 补充剂以后，患者不仅血管健康状况有所好转，皮肤粗糙、干燥、畏寒、肩膀僵硬的症状也得到了缓解。

服用 EPA 补充剂及 EPA 和 DHA 补充剂还有改善过敏性鼻炎、促进生发的功能。

总之，EPA 和 DHA 是真真正正活跃在抗衰老战场上的尖兵！

第 3 章
抗老运动

运动是抗衰老的有效手段，

但适度运动即可，

不需要进行高强度、长时间的运动，

只需做一些容易上手，

能够舒缓血管、锻炼肌肉的简单运动就好了。

相反，高强度的运动反而可能会加速衰老。

接下来我将为大家推荐一些有效的运动方式。

这些方式与其说是体育运动，

不如说是随随便便就能做的简单运动。

不需要高强度运动
就能延缓衰老?

只要坚持就够了

保持血管年轻态并不需要高强度运动。表面上看，这个观点似乎与本章标题"抗老运动"自相矛盾，但实际上非常契合。提起"运动"二字，人们往往会联想到肌肉锻炼或慢跑等长时间进行的有氧运动。

我想告诉大家的是，要想实现"抗老梦"，保持血管健康，防止体内脂肪堆积，达到"青春永驻"，只需适量运动即可。在日常生活中"顺便活动一下身体"就好。

中老年人如果进行高强度运动，不仅会加重心血管系统的负担，还会导致身体生成大量损害血管健康的活性氧，所以并不推荐。当然，如果高强度运动是长久以来的兴趣爱好，也无须停止；若并非兴趣爱好，则无须勉强进行。

需要注意的是，缺乏运动会导致肌肉量减少，还会使血管硬化从而导致血液循环不畅，进而加速衰老。

无论是运动量过大还是运动量不足，都会加速衰老。因此，希望大家可以坚持做好日常的简单运动。下文就以"运动"一词来指代这些简单运动。

血管"美容剂"——一氧化氮的分泌开关

通过运动保持血管年轻态的过程中，肌肉起着至关重要的作用。

当我们运动时，肌肉会消耗由氧气和营养物质作用转化而来的能量。所以我们的身体会通过增加心跳频率以及加快血液循环等方式向肌肉输送能量。

与此同时，肌肉中会产生一种生物活性物质——缓激肽，它有助于扩张血管，增加毛细血管通透性，还能促使血管内壁分泌一氧化氮，一氧化氮是使血管"返老还童"的"美容剂"，我简单总结一下它的功能：

①扩张血管，促进血液流通

②保证血管弹性

③降低血压

④修复受损血管

总之，一氧化氮肩负着保持血管年轻态的多项重要"职责"。

另外，在运动过程中，肌肉能起到压力泵的作用，进一步改善血液循环。随着肌肉活动，动脉舒张和末梢循环得到促进，血液和淋巴液向静脉和淋巴的流动也会得到改善。

如果我们能够维持适当的肌肉量，就能保持良好的体态，视觉上也会更加年轻。维持体态本身也需要肌肉的参与，维持体态的过程可以自然而舒缓地锻炼肌肉。另外，如果我们的肌肉结实有力，运动起来就不会吃力，自然脚步轻盈、爬楼无碍。运动离不开肌肉，肌肉又在运动中得到锻炼，形成良性循环。

如果我们能够维持适当的肌肉量，即便摄入过量的糖分，身体也会将其转化为能量被肌肉消耗掉。所以，保持适当的肌肉量，可以提高我们身体的基础代谢能力，有助于保持苗条体态。

人体摄入的糖分，在肝脏和肌肉中以"糖原"的形式储存起来，在血液中会以"葡萄糖"的形式存在。运动时，肌肉会消耗糖原，所以，坚持适量运动就不会有多余的糖分被转化为内脏脂肪。

经常得到锻炼的肌肉是"狂热的嗜糖爱好者"，它的存在使脂肪无处藏身。所以，尽情运动，让肌肉"狂扫"糖分吧！

进行哪类运动才能有效抗衰老呢？接下来，我将详细介绍。

餐后原地踏步可抑制血糖升高

在血糖升高之前消耗糖分！

通常情况下，血糖会在用餐后的 30 分钟至 1 个小时内达到峰值。

前文中我反复强调，血糖值急剧上升是导致血管老化、脂肪堆积的"元凶"。在血糖达到峰值前运动，不仅可以抑制身体对食物中糖分的吸收，还可以促进已被吸收的糖分转化为能量被消耗。这时血糖并不会出现急剧上升的情况，因为糖分在变成脂肪储存起来之前就已经被消耗掉了。

我推荐大家选择原地踏步或原地慢跑的运动方式。这两种运动即便餐后身体沉重，也可以轻松地进行。在家中边看电视边进行这两种运动，不知不觉就可以坚持 10~15 分钟。

人体下半身的肌肉约占全身肌肉的 60%~70%。我们的下肢在运动时，也会带动臀大肌、大腿前侧的股四头肌、大腿后侧的腿后肌等肌肉的活动，可以消耗大量的能量（糖分）。

另外，运动时身体还会分泌使血管"返老还童"的一氧化氮，促进血液循环。可谓是一箭双雕。

如果有余力，还可以配合走路，同时像表达不情愿一样摆动双臂，带动上半身活动来增加运动量。因近似影视剧中"僵尸"的动作，所以我将这种运动命名为"僵尸体操"。

做"僵尸体操"的运动量是普通散步的 2~3 倍。也就是说，做 4~5 分钟的"僵尸体操"和散步 10 分钟有着近乎相同的效果。

初次做"僵尸体操"时，可能会觉得很难做到，可以从一边走一边小幅度摆动手臂开始，熟练后再慢慢加大手臂的摆动幅度。详细做法请参照后续讲解。

在家就能轻松降血糖——餐后"僵尸体操"

建议大家餐后不要一动不动地紧盯电视，而是坚持做"僵尸体操"以抑制血糖值上升。"僵尸体操"要在血糖升高最快的餐后30分钟至1个小时内进行，理想的状态是由最初的5分钟，慢慢增加到10分钟、15分钟，继而坚持下去。配上喜爱的音乐来做操，乐趣无限。早、中、晚餐后都坚持做操4~5分钟，合计运动量相当于散步30分钟。

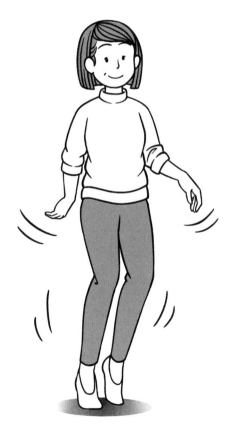

1

挺胸抬头，原地踏步，略微夸张地晃动双肩。双臂随着肩膀自然摆动。

2

如果可以的话，原地慢跑，就像小孩子和父母撒娇一般，同时尽可能更大幅度地晃动肩膀。

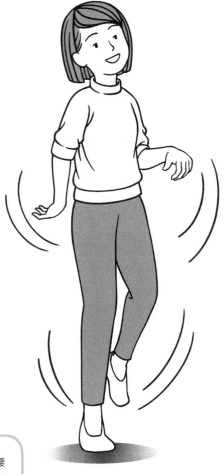

必须做到：
挺胸！
收腹！

否则运动中极易伤及腰和背。此外，收紧腹部还可以锻炼腹肌，一举两得。

不需另找时间，更不需运动服——日常就能做的"放松体操"

除了餐后的"僵尸体操"，在日常的零碎时间里，稍稍活动一下身体，1 年、3 年、5 年……日积月累，就会有显著的抗衰老效果。

很早之前有"运动不足 20 分钟，燃脂纯属是空谈"的说法。但是，最新的研究彻底推翻了这一说法。即使短时间、小范围地进行运动，长期坚持也会效果显著。

不必去健身房，也不必更换运动服，无须浪费多余的时间和金钱，只是在日常生活中稍微活动一下身体就可以保持健康。

每当我告诉患者"要活动活动筋骨"，他们就会以"运动需要的时间太长"或者"我意志薄弱，坚持不下来"为理由推脱。但如果选择"僵尸体操"或"放松体操"，由于可以随时随地轻松运动，就较容易坚持下来。

对于那些"偶尔才做的事"，人们总会觉得麻烦。但如果把它当作像刷牙一类的日常习惯，就能做到每天执行并坚持下去。

顺便一提，我每天坐诊时，也会忙里偷闲做"放松体操"。比如，在看诊的过程中，刻意不倚靠椅背，保持挺胸收腹的姿势。很多人或许质疑："这样也算运动？"实际上如果每天能够坚持几个小时，这也是相当不错的运动。现在的我就在保持收腹的状态。

在电视插播广告的间歇时间内做"僵尸体操"，上厕所时顺便做下蹲动作，慢跑去便利店购物……诸如此类的轻松运动"日积月累"，可以让我们始终保持年轻态。

有效应对肥胖！懒人也能坚持！
随随便便就能做的"放松体操"

无论是专门找大段时间运动，还是经常利用零碎时间运动，效果近乎相同。养成利用零碎时间运动的习惯，10 秒、20 秒……一天中只要有时间就可以运动一下。如果总是忘记，可以给自己设置一些小提示。例如，在洗手间的墙上贴"深蹲"的字样，设置每隔 2 个小时就会响的闹钟，用每日新闻插播广告的时间进行运动。

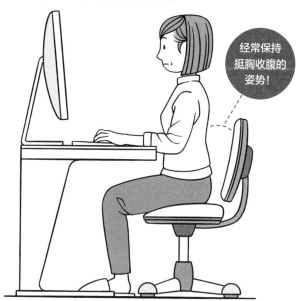

经常保持挺胸收腹的姿势！

1 不靠椅背

坐在椅子上的时候，当作没有椅背，挺胸收腹。看似简单的动作却能很好地锻炼肌肉。如果办公族能有意识地坚持这个动作，一天下来也会积累不少的运动量。

2 坐着的时候顺便进行"缓慢蹲起"

　　坐在椅子或马桶上的时候，就是做"缓慢蹲起"的好机会——慢慢起身，向后翘起臀部并弯曲膝盖。交替进行起身、坐下的动作，每个动作保持 5 秒，能够有效锻炼下半身的肌肉。

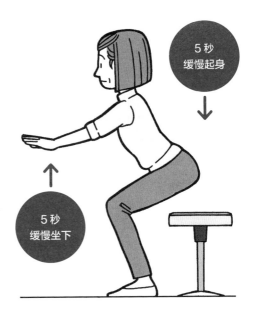

5 秒
缓慢起身

5 秒
缓慢坐下

背部倚靠在
椅子背上

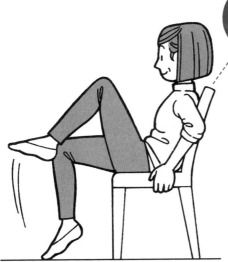

3 倚坐踏步体操

　　这个运动只需坐在椅子上踏动脚步即可。首先，坐在椅子前端并将上半身向后倚靠椅背。然后用手紧握椅子两侧，并踏动脚步。膝盖抬得越高，运动强度越大，运动效果也越佳。如果在家里，可以边看电视边做；在办公室，则可以利用休息时间来做。

4 只需跪坐 1 分钟的 "轻巧版加压训练"

跪坐 1 分钟后立马向前伸直双腿即可完成 "轻巧版加压训练"。短时间内受到持续压迫的肌肉和血管瞬间得到放松后，能够加快血液流动，从而促使血管内壁分泌一氧化氮，让血管恢复年轻态。与此同时，这个动作还可以有效改善畏寒体质。

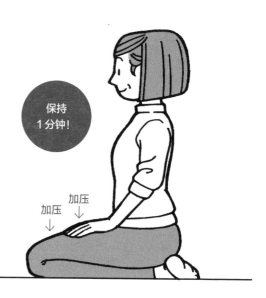

保持
1 分钟！

加压　加压

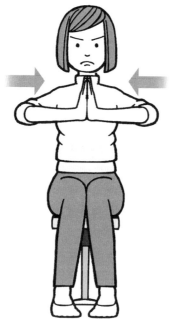

全力推按
10 秒！

5 坐式胸部训练体操

坐在椅子上，合掌于胸前并张开双肘。全力推按两手手心，10 秒后瞬间放松。肌肉在紧绷和松弛之间的交替能够有效加快血液流动，促进一氧化氮的分泌。这个动作对丰胸也很有效。

6 慢跑前往便利店

去附近便利店时，不要悠闲地散步前往，而是稍微增加一些运动强度，慢跑着过去。以步行的速度慢跑即可。即便只跑两三分钟也是一次很好的锻炼。

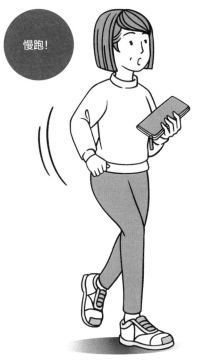

慢跑！

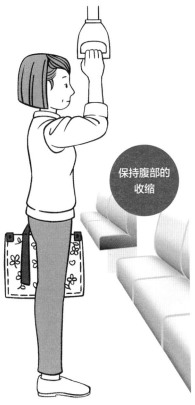

保持腹部的收缩

7 悄悄收腹锻炼腹部

站着乘地铁、公交或是等待红绿灯的时候，都可以做收腹运动。诀窍是吸气时收缩腹部，让肚子最大限度瘪进去。呼气时保持腹部状态，再次吸气时继续有意识地收缩腹部。因为动作幅度微乎其微，从外表看上去没有任何异样，所以这是一项可以偷偷进行的"一心二用式腹部锻炼"。

挺胸直背就能年轻 20 岁

瞬间重返年轻的开关

　　如第 1 章所述，驼背总是给人一种"看起来很老"的印象。**含胸驼背的人，在别人眼中往往身材低矮、体弱无力。**所以演员在扮演老年角色时，通常会扮出一副佝偻着身子、走路颤颤巍巍的样子。

　　含胸驼背的人为了保持身体的平衡，会颈部前探和骨盆后倾。如此一来，不仅看上去更显老态，还容易引发颈部、肩部和腰部的酸痛。总是向前弯着身子，胃部也会受到挤压，容易引起胃酸反流，继而患上"反流性食管炎"。总之，不良体态不仅会影响骨骼发育，还会导致内脏功能受损。

　　任何年龄阶段的人，只要保持体态挺拔，就会比同龄人看起来更加年轻。很多四五十岁的人外貌看上去只有二三十岁，完全得益于良好的体态。

久坐习惯和年龄增长引发的肌肉流失会诱发驼背

办公族一天中至少有 6~8 个小时都是坐着办公。此外，几乎所有办公族都是以电脑办公为主。

很多人因为经常向前伸手臂，导致肩膀内收前倾，并且还经常无意识地向前探出脖子，从而患上颈椎病。脖子和肩膀总是前倾，自然会拉伸到背部，慢慢就发展成驼背。

再加上因年龄增长导致的肌肉流失，进一步加速驼背的进程。究其原因是不断流失的背部肌肉难以支撑起我们的上半身。

近年来，很多人因为长时间低头使用手机导致颈部肌肉僵硬，这种症状被称作"手机脖"。

电脑以摆放在无须躬起背部便能浏览的高度为宜。

若是笔记本电脑，则可以使用电脑支架；若是台式电脑，则可以通过降低椅子的高度，让视线与显示器保持平齐。如此便可始终保持挺胸直背的体态。

很多含胸驼背的人会反驳："不是你说的那样！我的体态没问题。"其实，大多数情况只是他们自己没有意识到这些问题而已。所以，请完成下面的驼背小测试。

你驼背吗?
测试一下你是否驼背

以下情况中,只要符合其中一项,就证明你有驼背或颈椎病的可能性。请务必关注后文将会讲到的改善驼背的运动体操。这是一个能够轻松完成且效果显著的运动体操。

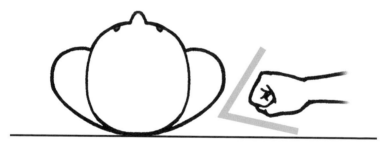

☐ 靠墙站直，后脑勺贴着墙面，肩膀和墙壁之间有一个拳头的距离

☐ 经常感到头部发沉或头痛

☐ 经常感到颈部、肩部酸痛

☐ 经常感到手麻

☐ 经常情绪低落

☐ 有小肚腩

☐ 消化不良

在家即可轻松搞定！
池谷式改善驼背运动体操

可以利用每天工作和家务之余的闲暇时间做这种改善驼背的运动体操。由于肩膀和背部平时少有运动，只要稍作锻炼就能振奋精神、缓解压力。

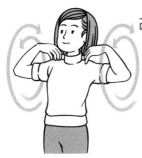

改善肩膀前倾体操

双手手指分别放到左右肩头，稍稍向上抬头。接着从肩胛骨开始，大幅度且缓慢地绕动肘部，正向 10 次，反向 10 次。

划船体操

1

挺胸直背，慢慢坐下。收腹后，稍稍抬头并望向 5 楼左右的高度，握拳并向斜上方伸出手臂。

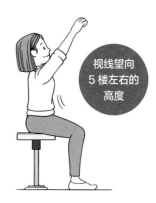

视线望向 5 楼左右的高度

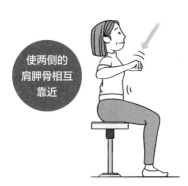

使两侧的肩胛骨相互靠近

2

像划动船桨一样向后收回肘部，使左右两侧的肩胛骨尽可能靠近。缓慢而有力地重复 10 次。

第 4 章

抗老生活习惯

除注重饮食和运动之外，

保持充分睡眠和舒缓减压等良好的生活习惯，

也是有效抗衰老的重要途径。

我本人就是最好的示范，

长年保持这些习惯，

日积月累的"抗衰老"行动，

让我始终保持年轻态，没有沦为"衰老大军"的一员。

强烈建议大家将我独家的抗衰老生活习惯

积极践行到自己的生活中。

阻止衰老的睡眠方法

睡眠可以让你远离生活习惯病

我们在第 1 章中提到，睡眠不足会损伤血管，增加患高血压和阿尔茨海默病的风险，还会干扰食欲控制系统，使人容易发胖。

另外，**促进睡眠的激素——褪黑素也可能与糖代谢有关。哈佛大学的研究表明：当褪黑素分泌量减少时，罹患 2 型糖尿病的风险会增加 2.17 倍。**

褪黑素是在 3~5 个小时的连续睡眠时分泌的，如果睡眠时间短或睡眠深度不够，就有可能导致褪黑素的分泌减少。

这意味着睡眠质量的下降会增加患动脉硬化、高血压和糖尿病等生活习惯病的风险。

此外，想必大家都有过这样的经历：**睡眠不足时，容颜会急剧衰老，脸色暗淡，皮肤粗糙，眼圈青紫凹陷，眼睛空洞无神。**

由于困倦和烦躁，这时候往往眉头紧皱、表情凝重，给人留下不好的印象。同时，声音低沉、体态佝偻，一副弱不禁风的病态，也会使自身的形象大打折扣。

与之相反，优质的睡眠不仅可以消除身心疲劳、提高大脑机能、保持血管年轻态，还可以预防动脉硬化和高血压，降低罹患糖尿病的风险，正可谓一举多得。

优质的睡眠对有效抗衰老至关重要。

话虽如此，但许多日本人都有睡眠不足的烦恼。此外，入睡困难和半夜早醒等困扰中老年人的睡眠问题也日益严重。

接下来将为大家介绍一些有助于中老年人提高睡眠质量的好方法，建议大家由易到难慢慢尝试。

池谷式抗衰老的快速睡眠法① 雷打不动地确保充足睡眠时间

工作极其繁忙的时候，大多数人都会选择牺牲睡眠时间熬夜或通宵加班。

完成工作固然重要，**但从医生的立场来看，我希望各位养成**

"再忙也要按时睡觉"的习惯。也就是说，优先预留出睡眠时间，其余时间才是工作时间。

睡眠不足会降低大脑的工作效率，同时还会消耗大量的精力与体力。

如果你在这种状态下急于完成一项工作，可能会比平时花费更多时间，工作效果也会大打折扣。既然如此，我们就要保证充分睡眠，让大脑更好运转，使精力更加充沛，这样才能快速、高效地完成工作，取得更大成就。

睡眠不足和压力过大会对大脑和心脏血管造成致命性伤害，让人过度疲劳，甚至猝死。此外，还有研究表明，睡眠不足会增加患抑郁症的风险。

活至百岁的人生已成为现实的当下，要想健康、长久地工作下去，确保充足的睡眠才是不二之选。

我 30 多岁的时候也曾有过类似的经历。为了工作，每天只睡两三个小时，整日心神不宁、头昏脑胀，不仅导致我的血管年龄比实际年龄老 10 岁，还让我的体重达到 79kg，比现在足足重了 15kg 以上，内脏脂肪严重超标。

如果继续那种生活方式，现在的我肯定已经成为动脉硬化、高血压或心脏病患者，或许还患有糖尿病。

如今，50 多岁的我每晚都会睡足 7 个小时，所以我白天精力充沛，工作起来也比 30 多岁时更加轻松自如。有时必须工作至深夜时，我也会早早睡下，养精蓄锐，隔日一大早起来继续工作。人只有在得到充分睡眠后，才能更好地投入工作。

如果你正值工作忙碌的上升期抑或是需要照顾婴幼儿的时期，几乎每晚都很难睡好。这种情况下我建议你白天尽可能找时间小憩 10~15 分钟。

最近，一些公司正在推广这种短时睡眠法。睡一小觉，真的能让大脑重新恢复活力、保持清醒。

池谷式抗衰老的快速睡眠法② 工作日和周末保持相同的起床时间

"我晚上很难入睡……"对于这样的患者，我总是建议："要确保每天同一时间起床。"

如果睡眠质量不佳，很有可能是管理入睡和清醒的体内生物钟紊乱所致。而重新调整体内生物钟的最佳方法就是确保早上起床的时间。

人们每日清晨醒来沐浴晨光时，体内的生物钟就开始进行设置了。为了确保与早上设定的起床时间相吻合，身体在入睡时会分泌褪黑素。

如果早上醒得较晚，褪黑素的分泌时间自然会向后推迟。起床时间不固定，经常不停地变化，体内生物钟就会紊乱。

这种情况多见于睡懒觉的周末。周末不上班，如果悠闲地睡到中午，此时体内的生物钟就会出现紊乱，睡眠节奏也会被打乱。这也成为周一早上上班头晕目眩、昏昏沉沉的原因。

即使再晚入睡，也要尽量在与平日相同的时间段起床。如果实在困倦难耐，可以在白天小憩 10~15 分钟。

周末睡懒觉不仅会让人夜晚难以入睡，还可能导致工作时头昏脑胀、无精打采、身体倦怠，后患无穷。考虑到这种状态会极大影响新一周的工作效率，我奉劝大家周末千万不要睡懒觉。

如果你实在沉浸在温暖舒适的被窝中不能自拔，我建议你制订一些让自己"非起不可"的计划。

以我为例，比如：

- 照顾爱犬

- 为家人做早餐

安排一些如果自己不起床就会给他人带来很大麻烦的事情，通过这种方式逼迫自己必须起床。

池谷式抗衰老的快速睡眠法③ 睡前两小时禁食

睡眠期间是人体各个脏器休养、调整的时间。

人在清醒时，胃已经完成了多次消化、吸收的工作，待人进入睡眠后，胃要进行更重要的工作——大蠕动。

在睡眠过程中，胃会通过不断收缩，清除残留在胃部的食物残渣、刮掉旧黏膜来实现内腔清洁。

由于前一晚经历过"大扫除"，人在第二天醒来后会感觉胃部清爽无比，饥饿感随即而生，这时可以尽情享用早餐，进食的食物会被充分消化。另外，清洁过程中产生的废物会变成粪便被排出体外。保持肠胃健康的重要工作都是在睡眠期间完成的。

如果在睡前进食，食物残渣滞留在胃中，胃就不得不强行开启持续消化模式，本应进行的大蠕动被迫停止。睡眠期间，胃在一刻不停地执行消化任务，直至清晨内部垃圾也没有得到及时清理，自然而然不会产生饥饿感。

我建议大家睡前两小时停止进食。

池谷式抗衰老的快速睡眠法④ 枕头的高度要适合翻身

健康的睡眠中，时常出现翻身现象。据说，我们每晚会翻身20~30次，而保障高质量睡眠的关键就在于不要打扰这种翻身。

很多睡眠浅的患者经常反映有以下两种情况：一种是枕头过高，另一种是枕头弹性差，睡觉时头部深陷其中，不能自由动弹。这两类枕头不仅妨碍翻身，还会使颈部和肩部的肌肉紧张，血压也容易升高。如果你也有睡眠问题，不妨换个枕头试试。

我建议使用易于翻身的高度较低的枕头，也可以将新的浴垫或浴巾折叠成风琴状，将其高度调整至大约4cm，作为枕头使用。

将头放在枕头上仰卧时，如果颈部和头部没有压迫感，并且可以轻松翻身，那就说明枕头的高度正好。

池谷式抗衰老的快速睡眠法⑤ 睡前控制饮水

在诊室里，经常有患者对我说："为了防止血液黏稠，每晚睡前我都会喝一杯水。"这些患者里大多数人都有多次起夜上厕所的困扰。

于是我劝诫他们："比起血液黏稠，睡眠质量下降更伤身体。"尿意会使睡意变浅，而且起夜如厕时，睡眼惺忪的情况下很容易跌倒。此外，由冬季气温低导致血压飙升而昏厥的风险也会增加。

虽然睡眠期间确实会因为出汗而流失水分，但并不会导致给身体造成伤害的脱水现象。人体本身具有"体内平衡"（homeostasis）的功能，这意味着血液中的含水量会保持在一个恒定水平。

当然，如果喉咙有灼烧感，可以适量饮水，但最好将饮水量控制在刚好能缓解灼烧感的范围内，避免影响睡眠质量。

喝水的最佳时间是早晨起床后。

池谷式抗衰老的快速睡眠法⑥ "快速入眠操" 降低深部体温

当机体深部的体温（人体脏器温度）下降，同时手、脚、脸等体表温度上升时，人们就会感到强烈困意。由此来看，当我们手脚冰凉，即体表温度过低时，就很难入睡。

我给大家介绍一套由本人独创的"快速入眠操"，学会这套体操，你就可以轻松、愉悦地入眠。通过紧束和舒展两种体位的交替，体内的血液流向四肢，这样一来机体深部的体温也会迅速降低。

睡前将这套动作重复 2~3 次，自然而然睡意满满。

池谷式快速入眠操

通过促进血液循环，降低核心体温来帮助大家获得良好睡眠。希望大家将此作为每日睡前的习惯贯彻执行。

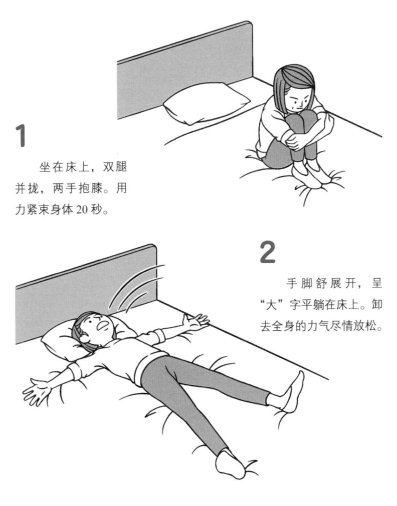

1

坐在床上，双腿并拢，两手抱膝。用力紧束身体 20 秒。

2

手脚舒展开，呈"大"字平躺在床上。卸去全身的力气尽情放松。

中老年人需特别注意睡眠呼吸暂停综合征！

关于中老年人的睡眠，一定要警惕睡眠呼吸暂停综合征。这是一种在睡眠过程中呼吸反复停止，使人难以进入深度睡眠的疾病。

日本厚生劳动省的数据显示：睡眠呼吸暂停综合征患者人数逐年增加，男性发病率为 3%~7%，女性发病率为 2%~5%，多见于 40~50 岁的中老年人群，尤其易发于肥胖或下颌狭窄、后缩导致上呼吸道变窄的人群。

随着年龄的增长，颈部周围脂肪堆积，患此病的风险也会增加，所以这种疾病在中老年人群中更为常见。

即使睡眠时间充足也仍感觉睡眠不够，白天昏昏欲睡、不断打哈欠、难以集中注意力……如果出现以上症状，请一定要多加注意。

有专家指出，睡眠期间如果处于缺氧状态，会发生动脉硬化，高血压和糖尿病的症状也会加重，曾经也出现过患睡眠呼吸暂停综合征数年后猝死的病例。

近年，睡眠呼吸暂停综合征专科门诊的就诊人数不断增加。若你有此类症状，我建议一定就医检查。

将枕头调整到适当高度可以改善这种情况，也请你一定要尝试。

警惕"假性失眠"

经常有中老年人抱怨"睡不着"和"睡眠浅"。

在医院里，面对此类患者，医生都是毫不犹豫地给他们开安眠药。

然而，我在接诊这类患者时，并不会立即开药，而是先询问他们以下问题：

- 你每天喝多少咖啡或绿茶？
- 你几点起床？几点睡觉？
- 你睡午觉吗？几点睡？睡多久？
- 你每天的运动量大概是多少？

在回答这些问题的同时，患者也会逐渐了解自己无法入睡的原因。

从咖啡、绿茶中摄入的咖啡因过量，入睡和起床的时间出现紊乱，午睡时间过长，白天运动量少等这些因素的综合作用往往就是原因所在。

如果不是以上原因所致，接着我就会询问以下问题：

"你难以入眠的第二天白天是否有困倦或头脑昏沉的感觉？"

如果没有，那么就证明睡眠已经足够了。即使前一天只睡了6个小时，或者在睡梦中醒来多次，只要第二天感觉精神饱满就没有问题。

随着年龄的增长，人们的睡眠时间也会缩短。即便健康的人，夜间醒来一两次或者早醒的情况也会逐渐变得频繁。

70多岁的人平均睡眠时间总长不到6个小时，与20多岁的人相比缩短了1个小时，而让大脑真正得到休息的深度睡眠状态"非快速眼动睡眠"的时间更是不足平均睡眠总长的三分之一（图5）。

有些老人说："我在二三十岁的时候，能连续睡足8个小时，但现在只能断断续续地睡6个小时。"这是自然规律，我很清楚。

即使仅睡五六个小时，只要不影响白天的生活，就不必担心。

如果出现"很难入睡""总是早醒"的情形，建议大家感到

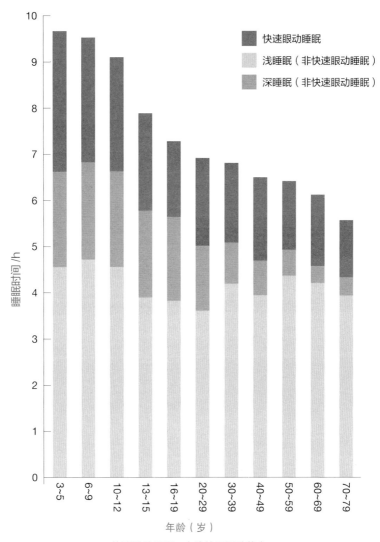

快速眼动睡眠：大脑处于活动状态。

非快速眼动睡眠：大脑处于休息状态。

图5 年龄越大，睡眠时间越短

资料来源：三岛和夫.老年人和阿尔茨海默病患者的睡眠障碍与治疗注意事项[J].
精神医学,2007,49(5):501-510.

困倦时再上床睡觉，早上不要懒散地赖床不起。

不如从积极的角度看问题，把睡眠时间的缩短当作一种收获，试着享受清晨散步或读一本好书的乐趣。

如果你在早晨积极进行各种活动，那么到了晚上睡意会自然到来，入睡变得容易，睡眠质量也会提高，可谓一举多得。

安眠药会加速衰老

在医院抱怨"睡不着"的时候，医生往往会开安眠药和抗焦虑药来治疗。

但是在进行仔细问诊、改善生活习惯之前，我不建议大家轻易服用这些药物。

曾经有一段时间，我也给抱怨睡不着觉的患者开过安眠药，但因为有患者服用后总感觉昏昏沉沉，而且看起来急速衰老，所以我毅然决然地停掉了200多位患者的安眠药，并指导他们如何改善生活习惯。

其中一位患者突然一改常态，说："把药给我！医生欺负人！"这种情况多半是已经对安眠药上瘾了。这位患者在我们医院接受治疗多年，但最后还是转院了。

当然，顺利减药或停药的患者也发生了可喜的转变。

他们的眼神变得清澈，过去面无表情或茫然呆滞的脸上重现开朗的笑容，话也多了，惊人地重返了年轻态。

有一位患者在服用安眠药期间，走起路来颤颤巍巍，要花很长时间走到门诊室，自从停药后，他能大步流星地迈着稳健的步伐走进门诊室了。

就在前几天，一位80多岁在另一家医院常年服用安眠药的坐轮椅的女性患者，在我的医院停药并接受治疗一段时间后，已经可以短暂站立甚至在不借助外力的情况下独立行走了。

她刚来我的医院就诊时茫然无措、沉默寡言，现在会带着孙子来门诊室，和我们聊得热火朝天。如今的她已经是活跃家庭气氛的核心成员。

在顺利停用安眠药的患者身上，我看到了许多诸如此类翻天覆地的变化。

这是因为安眠药有扰乱人的思维逻辑能力、抑制人的欲望等副作用，长期服用会使人越来越麻木。

睡前服用的安眠药药效会持续至清晨，也就是说服用安眠药的患者第二天有可能处于精神恍惚、昏昏沉沉的状态。

我们经常听到老年人服用安眠药后摔倒的事件。由于一直处于昏昏欲睡的状态，行动能力自然也会减弱，因此变得更容易跌倒。甚至有老年人因为跌倒而骨折，之后就卧床不起。

当然，对于某些病症，安眠药确实是必要的。

但是，就像前面提到的那位 80 多岁的女性患者一样，在认定患者没必要服用安眠药时，我会和患者一起努力，从饮食和运动方面入手改善患者的生活习惯，从一点点减少安眠药的服用量开始逐步过渡到停药，有时也会将安眠药换为依赖性较低的中药。

直接告诫服用安眠药的患者"请停用安眠药"，对于已经依赖安眠药的患者来说过于苛刻，因此必须采用其他方法帮助他们逐步减少服用安眠药直至停用。

开安眠药的处方只需"10 秒"，但指导患者改善生活习惯却需要"十分巨大"的付出。因此，我认为医生轻易开出安眠药处方的情况还会接连不断地发生。患者也会因为对安眠药有强大的依赖性而毫不犹豫地服下。

即使是二三十岁的年轻人，也有不少人深陷安眠药的囹圄。我用同样的方法帮助这些年轻人摆脱了药物依赖。我常对他们说："身处人生花季的你们，整天恍惚不堪、萎靡不振，简直就是浪费生命！"

我不禁感叹，能带来温馨甜美睡梦的药物也会加速惹人厌恶的衰老到来。**我认为，优先通过改善生活习惯来帮助患者恢复健康的身体机能，才是医者良心。**

我呼吁每一位读者，在药物治疗之前，一定要先审视自己的生活习惯，一旦选择依赖药物实属无可奈何。

阻止衰老的泡澡方法

泡澡是保持血管年轻态的绝妙选择

暖身的泡澡有促进血液循环、保持血管年轻态的功效。

人在泡澡时，血管会扩张，血管内壁会分泌养分滋养血管，因此泡澡是有效的抗衰老方式。

另外，如果形成了规律性的洗澡习惯，还可降低夜间的血压，不失为预防心脏病的有效措施之一。

我认为泡澡的最佳时机是睡前两小时。

身体温暖了，血液循环就会更加通畅，泡澡后体表温度缓缓升高，机体深部体温（脏器温度）逐步下降。

在此情况下，睡意自然就会来袭。

浴缸内水温设定为对血管和皮肤刺激最小的 38~41℃最佳。

水温过高易引起因末梢血管收缩、血压飙升而造成的惊厥反应。

若水温超过 42℃，使身体处于紧张状态的肾上腺素分泌量会增加，血压会进一步上升。

冬季时，由于泡澡前后温度急剧变化而引起脑梗死和心肌梗死的病例不在少数，一定要多加防范。

不要忘记在浴室中安装供暖设备，抑或在宽衣解带前用淋浴的热水烫一下浴室的地板和墙面。

泡澡时，尽量避免扑通一下直接进入浴缸，这可能会引起血压升高。要一边深呼吸，一边将身体腋窝以下的部分缓缓浸泡在浴缸中，给身体一个适应的过程。

这时发出"哈"的一声，能迅速舒缓身体的紧张，达到预防血压上升的功效，不妨尝试一下。

在浴缸里泡 10~15 分钟就可以使身体暖和起来。泡完澡后要像老人一样保持低头、弯腰、屈膝的姿势，尽可能缓慢地从浴缸中出来。

一定要避免迅速从浴缸中起身离开，这可能会让人因为低血压而摔倒在浴室硬邦邦的地板上，对身体造成伤害。

池谷式按摩血管泡澡方式

这是按摩血管、保持血管弹性的泡澡方式，并且有助于血压稳定与宁神安眠。

泡澡前一定要做！

冬天泡澡时，要提前在浴室内设置供暖设备，
并且用淋浴的热水提前烫一下浴室的墙壁和地板。
浴缸内的水温要保持在 38℃左右，预防血压升高！

1

慢慢地将身体腋窝以下的部分浸在水中，深呼吸，身体放松。泡澡时间控制在 10~15 分钟。

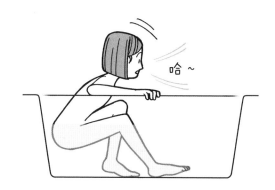

2

泡完澡不要猛地一下站起来，要低头、弯腰、屈膝，缓缓地从浴缸起身离开。

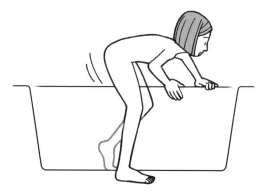

兼顾瘦身与美颜功效的泡澡方式

如果将泡澡与健身同步进行，在促进血液循环的同时又能燃烧脂肪，可谓一举两得，是保持年轻的良好习惯。

这里向大家推荐的是"蹬自行车式体操"。双手抓住浴缸的边缘，像蹬自行车一样画圈式转动双腿。浴缸内水压的适当压迫，可以让下肢的锻炼成效更明显。

运动时间过长会头昏脑胀，反而适得其反，所以请注意运动时间。每次 1 分钟，完成后休息 30 秒，然后重复 3 次，是比较合适的运动强度。

若出现心悸反应，应立即停止运动。此外，高血压人群以及泡澡时易出现昏厥的人群应避免做此类运动。

"蹬自行车式体操"做完之后，要不断地弯曲、伸展脚趾，可使末梢血管得到充分伸展，有助于改善畏寒体质。

泡澡时顺便做"蹬自行车式体操"可有效燃烧脂肪

1

在浴缸里伸直腿坐下，双手抓住浴缸的边缘，保持身体平稳，像蹬自行车一样用力蹬腿。注意背部不要弯曲。每次运动 1 分钟，休息 30 秒，重复 3 次。

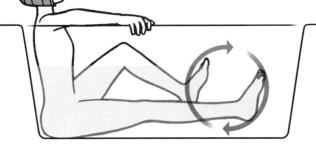

2

做完之后，反复弯曲、伸展脚趾 10 次，做脚趾拉伸运动。

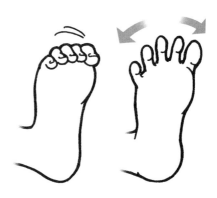

淋浴时顺便做"僵尸体操"可促进血液循环

在夏天，如果因为天气太热，不想泡澡，最好将淋浴与"僵尸体操"搭配组合在一起。这是前文介绍的高效燃脂、促进血液循环的"僵尸体操"的简易版。

夏季天气炎热，很多人不喜欢汗流浃背的感觉，运动意愿也随之下降，对于这类人而言，如果淋浴之前在浴室做"僵尸体操"，运动后直接冲澡的话，立即会觉得神清气爽。这种运动方式非常舒服，不会感觉难受。

在浴室做 1~3 分钟的"僵尸体操"能够充分扩张血管、促进血液循环。在此情况下淋浴，水压的刺激能进一步促进全身的血液循环，加速一氧化氮的分泌。

睡前做上一套"僵尸体操"，盖上被子后体内脏器的温度会适当下降，不仅容易入眠，还能改善夏天吹空调造成的畏寒体质。

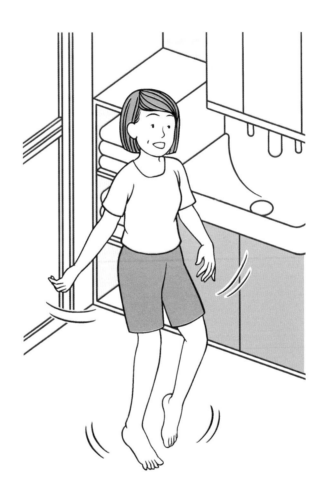

夏天洗澡前，在浴室做 1~3 分钟的"僵尸体操"：原
地踏步或慢跑，同时随着脚的移动摆动双肩。

阻止衰老的皮肤护理方法

"过度清洁"会加速皮肤老化

许多中老年患者都会抱怨自己出现皮肤瘙痒的症状，尤其是天气干燥的入冬时节，老年人皮肤干燥情况往往更为严重，很多人的皮肤表面甚至像扑了一层粉一样，起了很多皮屑。

仔细观察这些人的皮肤，很多时候已经不仅仅是皮肤干燥的问题了，而是呈现出细小裂口密布的状态。这种情况多为洗澡时清洁过度所致。

在搓澡巾上涂抹清洁力较强的沐浴露，然后用力搓皮肤，洗完澡后皮肤一定会像扑了粉一样干燥起皮。

其实皮肤本身含有的保湿成分就可以阻止皮肤干燥，强行搓掉这些保湿成分，就会导致皮肤干燥、皱纹密布，加速皮肤老化。

无论是脸部还是身体，通常一天内用洗面奶或沐浴露清洗一次即可，没有必要多次清洗。皮肤污垢积累过多的话另当别论，但如果只是平时生活中沾染了些许污垢，用热水就足以清洗干净，无须担心皮肤保湿成分会过多流失。

我在洗澡时通常只在腋下、胸、脚、大腿根等容易藏污纳垢的部位使用香皂清洗，其他部位则只用热水冲洗。

为了避免损伤肌肤，我一般不使用搓澡巾，而是用手轻轻揉搓清洗。

这种方法兼顾了清洁与除味，既保持了皮肤的干净，又不会有难闻的气味残留，在保持日常清洁的同时也无须担心会出现各种皮肤问题。

平时我们会在脸部涂防晒霜，为了将其彻底清洗干净，可以在晚上洗脸时使用洗面奶柔和地清洗，第二天早上洗脸时用热水简单冲洗一下即可。

沐浴后，身体和脸部都要涂抹保湿霜以免皮肤干燥。因为我是干性皮肤，所以很注重日常保湿。

不是特别在意皮肤干燥的话，不涂抹保湿霜或者只在需要特别留意的部位涂抹保湿霜即可。

全力防晒

正如第 1 章所述，糖化和氧化会导致血管老化，从而加速皮肤衰老。

在前一节，我已经叙述了导致皮肤衰老的因素之一是过度清洁。

接下来要叙述的另一个导致皮肤衰老的因素是紫外线。

大家应该都知道，紫外线会导致皮肤衰老。**短期日晒会使皮肤干燥、长斑；长期日晒则会损伤深层皮肤，引发皱纹生长和皮肤松弛。**

为了防晒，很多女性会在脸部和身体涂抹防晒霜，甚至会打遮阳伞、戴遮阳帽。与之相反，很多男性却不注重防晒霜的使用。

我喜欢打高尔夫，和男性朋友们一起去高尔夫球场时，大家都是换好衣服就匆忙离开更衣室。而我通常是第一个开始准备，最后一个离开的人。我把时间用在大量地涂抹防晒霜上了。

我常常在脸上抹厚厚的防晒霜，非常细致地一点一点将其抹匀，有些人不禁发问："你是佐清吗？"因为防晒霜是白色的，所以皮肤上不显眼的地方也要仔细涂抹均匀，就会很费时间。

（顺便说一下，这里的佐清是横沟正史的《犬神家族》中一个戴着白色橡胶面具的人物。）

我平日里也坚持每天早上涂一点防晒霜。

此外，摩纳哥兰嘉丝汀国际研究开发中心公布的数据显示：

① 当长时间暴露在烈日下时，要选择防晒效果好、SPF（防晒系数）值高的防晒霜

② 涂抹防晒霜时要仔细，不能遗漏任何一个部位

这两点很重要。

我建议大家使用防晒霜时要细致，确保涂抹均匀。可以用手指轻轻拍打着涂抹，以免有遗漏的地方。

正因为这些努力，我如今虽然已经 50 多岁了，却依然没有长斑和皮肤松弛的烦恼。

经常有人夸赞我："你的皮肤真好啊。"

脸部皮肤是决定一个人外貌年龄最重要的因素，所以我建议男性也应尽可能地做好紫外线防护。

此外，在日照强烈的季节或地区，最好戴着帽子和墨镜，因为紫外线不仅会导致皮肤衰老，还会造成眼球损伤和老化。

因紫外线导致眼部疾病恶化的病例不在少数，所以患有青光眼的人群更应注意紫外线的防护。

化妆品没有用处？！

很多女性都热衷于护肤，因此在化妆水、精华液、乳液、面霜和面膜等产品上做了大量投资。

但这或许不是一件好事——作为一名医生，我不得不承认，无论在皮肤表面涂抹多少护肤品，可能都收效甚微。

皮肤作为身体的器官之一，有着排出代谢产物和预防有害物质入侵的功能。也就是说，皮肤控制代谢产物的排出，并担当身体与外界的"屏障"，所以在皮肤表面涂抹任何东西都是很难进入皮肤内部的，最终效果也是可以预料到的。

因此，我认为从外部对皮肤进行干预的有效护肤方法，仅有前面提到的保湿和防晒两种。

与外部护理相比，内部护理对皮肤起着至关重要的作用。

我在前文提到"血管源源不断地向皮肤输送'美容液'"。从体内输送来的营养决定着皮肤质量。

如果体内缺乏蛋白质，皮肤就无法再生；缺乏维生素和矿物质，皮肤就无法保持健康。

此外，仅仅吃有营养的食物也是不够的，还需要拥有健康的肠胃和血管。肠胃能将食物很好地消化、吸收；柔软的血管则能够将吸收的营养物质输送到全身皮肤。

当出现皮肤粗糙等炎症时，最重要的是先调整引发炎症的饮食。因为很有可能是由于炎症物质被输送到了皮肤，才造成皮肤粗糙的。

这时要减少色拉油和油炸食品的摄入，短期内尽可能不吃红肉，多吃鱼肉和蔬菜，因鱼肉富含 EPA 和 DHA，这两种物质都具有抗炎作用。我认为，参考第 2 章的内容改善饮食，是修复皮肤的捷径。

阻止衰老的口腔护理方法

牙周炎致病菌会入侵血管

前文已经介绍过，糖分摄取过量、内脏脂肪含量过高、运动量不足和高血压等均能导致动脉硬化。

但是近年来，人们发现牙周炎也是导致动脉硬化的原因之一。

牙周炎是因口腔内细菌感染导致的牙周组织的炎症反应。

口腔和血管——这两者乍一看没有直接联系，但是，人们**在血管内动脉硬化的肿块中，发现了牙周炎致病菌，并且牙周炎患者患心肌梗死和脑梗死的概率更大。**

那么，口腔中的牙周炎致病菌是如何进入血管的呢？

其实，**牙齿根部依靠牙龈相连，而牙龈内部遍布着血管，一旦牙龈发炎或出血，细菌很容易就趁机入侵血管。**

牙龈发炎后滋生的细菌会大量入侵血管，随血液的流动遍布全身。

究竟散布全身的牙周炎致病菌是如何导致动脉硬化的，对此还没有具体的解释。人们猜想这是免疫细胞对血管发起攻击，导致血管受损，从而引发了动脉硬化。

此外，**牙周炎致病菌一旦侵袭胰腺，会影响胰岛素的分泌，增加患糖尿病的风险。**

总之，口腔炎症对人体的危害不容小觑，必须尽早重视口腔护理。

牙周炎患者会出现牙龈出血、牙龈肿胀、口臭加重等症状。如果你发现自己也有上述症状，请尽快去看牙医接受治疗，并注意在日常清洁牙齿时需牙刷结合牙线一起使用。

此外，我推荐牙周炎患者尝试"橄榄油漱口法"，使用方法如下：

① 在日常的刷牙和牙缝护理之后，取一勺橄榄油含入口中

② 含少许水，在口中做漱口动作，让橄榄油在齿缝间游走，持续 1 分钟即可

③ 将口中含的油、水轻轻吐在纸巾上

坚持几天，橄榄油会包裹在牙周炎致病菌外围，抑制病菌的繁殖，不仅可以有效根除口臭，还能起到消炎的作用。

除橄榄油外，椰子油也能达到相同的效果。

由于睡觉时牙周炎致病菌更易繁殖，所以睡前进行上述操作效果更佳。

在我院，采用了该漱口方法后口臭消失的患者数量可观。这些患者的牙周炎也得到了改善，还有患者向我报喜："连牙医都震惊了！"

至于我，自从使用橄榄油漱口之后，也省去了看牙医的烦恼。如今我已经50多岁了，不仅没有牙周炎，而且每一颗牙齿都很健康。

阻止衰老的人际交往方法

主动与年轻人相处

"一个人心态年轻，外表也会年轻"，这是我所坚持的人生信条。由于人类是群体性动物，身边的家人、朋友、同事、客户的外表、话语、性格等都会影响我们自身的行为举止，可谓"近朱者赤，近墨者黑"。

和朝气蓬勃、阳光开朗、积极向上的人一起共事，自己也会变得活泼起来；和无精打采、消极低沉的人一起共事，自己也会受其影响，干劲不足。这就是为什么很多"工作狂"退休后一下子萎靡不振、日渐衰老的原因。

我父亲就是一个典型代表。父亲生前担任一所幼儿园的园长，每天游走在孩子和教师之间，过着忙碌且充实的生活。

那时候的父亲阳光健康、朝气蓬勃、体态良好，说出真实年龄后会让人大吃一惊。

后来父亲由于身体原因被迫离职，离职不到 1 年便衰老了许多，外表看上去就是一位白发苍苍的老者。

"退休"就像浦岛太郎的"玉匣"一样，把昔日意气风发、玉树临风的父亲变成了不折不扣的老者。[1]

不难看出，人一旦断绝和他人交往，无论是神情神态、说话方式，还是仪容仪表，各个方面都会黯然失色。

把工作作为生活中心的人群，一旦退休就会失去和他人交往的机会，迅速衰老。这种倾向在男性群体中尤为明显。

相反，女性则不同，她们交友广泛，除了同事外，还有"宝妈群"、街坊邻居、志同道合的朋友等，所以很多女性在退休后也能积极地外出社交，保持活力。

以交流为目的的外出活动，本身就代表着一种心态的转变。

如果可以的话，我建议大家多和年轻人交流。接触不同年龄层的人，获得的信息等也会有所不同，这是一种良性交流。

我也会和比我年轻的人一起聚餐、打高尔夫，主动与他们交流，享受交流的乐趣。此外，为了让我的穿着能更好地融入年轻

---

1 浦岛太郎是日本古代传说中的人物。他因为救了龙宫中的神龟，得到龙王女儿的款待。临别之时，龙王女儿赠送他一"玉匣"，并告诫他不可以打开。太郎回家后，发现认识的人都不在了，他打开了"玉匣"，其中喷出的白烟使他化为老翁。

人中，我还经常告诉自己"打扮一下""控制体重，保持身形"，这也是我保持年轻态的动力。

相比之下，人越年轻，就越热衷于保持年轻态，就会花费大量时间和精力保养皮肤、打理头发、搭配服饰、保持身形。

但是，随着年龄的增长，这种欲望也会逐渐减退。往往会产生一种想法，"都一把年纪了，再打扮也不好看了"，也就慢慢地愈发沉沦。

在我看来，"认为衰老不可逆"的心态是加速衰老的主要原因。放任自己发胖，不在乎穿着打扮……这样的生活方式自然也会影响身体健康，提高患病的可能性。

因此，为了能及时给衰老"踩刹车"，我建议大家多与年轻人交流，重焕青春活力。

也许有人会说："我身边没有这样的年轻人！"那么，找自己的孩子或者亲戚也是可以的。因为他们正好年轻了24岁左右，接触的信息等都是完全不同的，这样一起外出行事会收获许多新奇、独特的体验。

或者，也可以将年轻演员、歌手、运动员作为自己的偶像，成为"追星族"，这也是不错的选择。调查偶像的喜好，参加相关活动等，你会发现自己的兴趣越来越广泛。

当你因某事而心情激动，精神处于兴奋状态时，一氧化氮的分泌量就会增加，促进血管重返年轻，所以找到几个自己喜欢的偶像吧。

当然，也无须勉强自己与年轻人交往，但是为了摆脱一成不变的生活，请寻找一个适合自己的方法。

结语

衷心感谢各位读者耐心阅览。

本书介绍了随时随地就可以实施的、能有效保持血管年轻态的抗衰老方法。

至今，我已经指导数万人进行血管护理，从中汲取的经验是：血管状态能清晰反映出人的生活方式。

总吃油腻的食物吗？常吃鱼和蔬菜吗？

生活得轻松吗？时常运动吗？

经常感到压力很大吗？生活过得快乐吗？

这些问题都能在血管状态中找到答案。

医学上也认为，如果一个人总是将愤怒或悲伤的情绪埋藏在心里，就容易损伤血管，提高患心脏病的风险。

"生活方式会决定血管的健康程度"，这种说法并不是空穴来风。

在大学的附属医院工作的时候，我见过无数被救护车送来的急诊患者。这些突然倒下的患者，大部分都是因为动脉硬化导致了血管堵塞、破裂，从而出现心肌梗死和卒中等病症。

但就像前文所说，动脉硬化并不是突然发生的。日常生活中总是吃得很饱、缺乏足够的运动量、精神压力过大都会使血管逐渐受损。

被救护车紧急送医抢救的大多数患者，基本上日常饮食中鱼肉、大豆等蛋白质的摄入量微乎其微，更没有控糖和运动的习惯。

最后我想说的是，如今是我们戒掉烟瘾的绝佳时机。众所周知，吸烟是引发动脉硬化与血管老化的重要诱因。此外，吸烟对头发和牙齿也非常有害，会使牙齿和牙龈发黑，还会增加患牙周病、口腔癌的风险。同时，吸烟会大大加剧外貌的衰老，形成"吸烟脸"。

我院也开设了戒烟门诊，至今已经帮助 300 多名患者成功戒烟。随着有效地护理血管，成功戒烟的患者也终于容光焕发、重返年轻。作为内科医生，我强烈建议吸烟成瘾的人以阅读本书为契机，勇敢地迈出戒烟的第一步，养成有效抗衰老的生活习惯。

青春靓丽的外貌是血管健康的表现，年轻的血管是一个人年轻态的表现。

希望阅读本书的各位，一定要躬行本书推荐的各类生活小妙招，保持以健康为基础的真正的靓丽青春。

对于作为医生的我来讲，最令我开心的莫过于阅读本书的你能够身体健康、轻松愉悦地过好每一天。

从现在开始，

开启更年轻、更乐观、更积极的冻龄人生